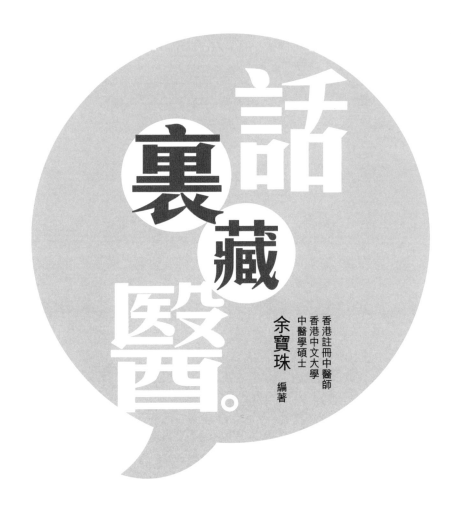

話裏藏醫。

余寶珠 編著

香港註冊中醫師
香港中文大學
中醫學碩士

萬里機構

自序

行醫多年，發現許多病人的問題，不是源於先天不足，就是源於後天失養。我們用前半生的時間努力為學業，事業，家庭打拼，卻用後半生的時間為治療病患而花精神，花金錢，有些病僥倖可以簡單用藥，或用針灸治療；有些病卻要改變生活習慣才可改善；有些病甚至無藥可治。

其實，遠在三千年前《黃帝內經》，已經有「治未病」的概念。要防病，就要好好養護生命（養生），要保守我們的健康（保健）。《黃帝內經·素問·上古天真論》早已告訴我們保健養生的重點「其知道者，法於陰陽，和於術數，食飲有節，起居有常，不妄作勞，故能形於神俱，而盡終其天年，度百歲乃去。」

人的健康要全方位着手，悉心經營。良好的生活習慣是健康身體之源：

第一：要按自然界的定律，及人體生理時鐘來生活。

第二：飲食要注意營養，定時適量。按體質來飲食，食療比藥療更重要。

第三：要做適當的運動，增加肌肉的彈性及促進血液循環，加強關節的靈活性。

第四：保持心境開朗，思想要樂觀正面，有好的意念，甚麼都容易好轉。聖經箴言 17:22 也指出「喜樂的心乃是良藥，憂傷的靈使骨枯乾」。

第五：可透過穴位按壓或針灸調整經絡及臟腑的健康。

第六：要保持身體骨架及脊柱位置正常，因為脊柱關節錯位會影響內臟、肌肉、神經。所以日常姿勢正確十分重要。

第七：生育前要檢查及調理身體，懷孕後要養胎。

第八：病向淺中醫，發現任何問題應及早就醫。

第九：給自己一點靜的時間，練習深呼吸。《黃帝內經·素問·上古天真論》早已明言「恬淡虛無，真氣從之，精神內守，病安從來。」

第十：多與朋友交談，可使心境愉快，頭腦靈活。

我是一個對語言較為敏感的人，在學習中醫藥及從事中醫藥事業的過程中，我發現許多常用的俚語、俗話、成語都與中醫學說息息相關。我很希望透過這本書告訴大家，其實中醫藥從幾千年前開始，已經默默地滲入了我們的生活。

中醫學是協助我們治標又治本的一個醫學體系，以西醫治療急病、外傷性疾病，以中醫固本培元，才是最完美的配搭。中醫藥博大精深，作為中國人，如果不去運用它的好處，將是我們的莫大損失。

坊間一直將中醫視為古板的行業，我卻發現許多中醫的思想十分與時並進甚至超前，因此決定以一種比較有趣的方法來解讀和推廣中醫知識。

此書內文原出自拙作《中醫藥真有趣》（2007）及《俗語裏的健康智慧》（2014），今重新修訂，更貼近當下日常生活及需要。全書共分為八章，涉及 55 個常見的俚語、俗話或成語，當中主要包括：

1. **對話** ：使用生動有趣的例子說明俗語、俚語或成語的日常使用情境
2. **話裏藏醫** ：簡單介紹俗語、俚語，成語的意思
3. **中醫細說** ：從中醫角度剖析有關疾病發生的原因及機理
4. **食以養生** ：列出相關食療方及製作方法
5. **對證下藥** ：輯錄相關中藥方劑及其適用症狀
6. **按穴祛病** ：點出相關常用穴位的位置及功效
7. **全方位保健** ：指出日常保健需要注意事項，預防及調攝方法

希望各位讀者可以透過這本書對中醫藥產生興趣，祝大家身體健康！

注意：書中「對證下藥」輯錄的藥方只供參考，如有需要，宜先咨詢專業的中醫師。

香港註冊中醫師

余寶珠

目錄

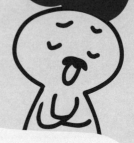

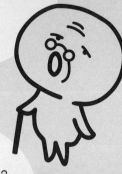
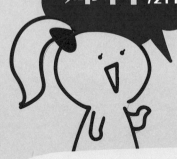

整。
體。

第一章・整體

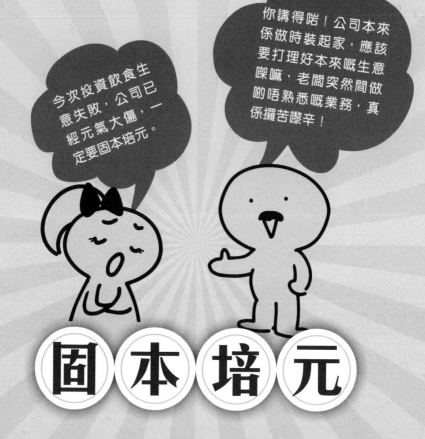

今次投資飲食生意失敗，公司已經元氣大傷，一定要固本培元。

你講得啱！公司本來係做時裝起家，應該要打理好本來嘅生意㗎嘛，老闆突然間做啲唔熟悉嘅業務，真係攞苦嚟辛！

固本培元

話。裏。藏。醫。

「固本培元」指穩固已有的基礎，培育原本成功的因素。中醫指出人有「 先天之本 」及「 後天之本 」，而這兩「本」會生成人的元氣，以推動人體的生命活動。所以能固本培元，人就能健康長壽。公司如能固本培元，當然亦可生意興隆，生生不息！

中醫指的固本培元有其獨特的含意，人的「本」可分為「先天之本」及「後天之本」。腎是人的「先天之本」，因為腎中蘊藏的精、氣、陰、陽均來源於先天，由父母稟賦而來，充盛於後天，依賴各臟腑供應的精氣及陰陽而滋長，又是生育下一代的重要基礎物質，遺傳給下一代。

脾胃是人的「後天之本」，主管人體的飲食消化以及營養物質的吸收和轉輸，是氣血生化之源。脾胃是嬰兒出生後才發揮作用，一生中對維持生命活動都起着重要的作用。

「元」是指元氣，又名原氣或真氣，是人體生命活動的原動力，是人體所有氣的基礎。元氣由腎所藏的精微之氣轉化生長，腎中的精氣受於父母，同時亦有賴於後天水穀精氣的培育，通過三焦流通全身，內達各臟腑，外通肌膚毛孔。元氣能推動人體的生長和發育，溫暖和激發各個臟腑、經絡等組織，維持正常的生理活動。

如果一個人先天由父母遺傳了良好的體質，後天有良好的飲食習慣，營養充足，脾胃受到保養，「本」好自然元氣足，身體自然強壯，活力四射。反之先天不足，又加上偏食、暴食使脾胃受損，就會引致百病叢生，時常感到怠倦，力不從心。

因此，固本培元就是要補腎、養脾胃。人的本及元就像公司的本及元一樣，不可偏廢。

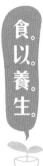

❶ 核桃栗子固腎湯

材料：連衣核桃 10 粒，去皮栗子 10 粒，粟米 2 條（分兩半），紅蘿蔔 2 條（切件），瘦肉 300 克，水 30 碗。

製法：材料洗淨，瘦肉汆水，放入水中，煲滾後，先大火煲 20 分鐘，再中火煲 2 小時。

服法：每週 1~2 次。

適用：腰膝無力，健脾固腎。

❷ 山藥芝麻糊

材料：芝麻 1 碗，山藥 15 克（磨粉），片糖 1~2
　　　片，水 8 碗。

製法：將芝麻炒香，放入攪拌機內，加清水 2 碗，
　　　攪成芝麻糊，再加山藥粉拌勻。煲滾 6 碗
　　　水後，加入片糖，待糖溶後加入芝麻山藥粉
　　　漿，煲 5 分鐘左右，邊煲邊攪勻。

服法：每週 1 次，糖尿病人不可加糖；老少咸宜。

適用：消化不良，皮膚乾燥。

❸ 美味燉雞

材料：母雞 1 隻，鹽、酒、葱、薑各少許，水 2 碗。

製法：將母雞洗淨，用鹽稍醃，切件，置於瓦煲
　　　內，加少許油及水，慢火燉 45 分鐘。

服法：每週 1~2 次。

適用：虛弱，疲倦。

注意：感冒忌服。

對。
證。
下。
藥。

❶ 六味地黃丸（補腎陰）

組成：熟地黃，山茱萸，山藥，澤瀉，茯苓，牡丹皮。

功用：滋補肝腎。

主治：腰膝酸軟，頭目眩暈，耳鳴耳聾，盜汗遺
　　　精，或虛火上炎而致骨蒸潮熱，手足心熱，
　　　或消渴，或虛火牙痛，口燥咽乾。

❷ 左歸丸（補腎陰）

組成：熟地黃，山藥，枸杞子，山茱萸，川牛膝，
　　　菟絲子，鹿角膠，龜甲膠。

功用：滋陰補腎。

主治：頭目眩暈，腰酸腿軟，遺精滑泄，自汗盜
　　　汗，口燥咽乾，渴欲飲水。

3 腎氣丸（補腎陽）

組成：地黃，山藥，山茱萸，澤瀉，茯苓，牡丹皮，桂枝，製附子。

功用：溫補腎陽。

主治：腰痛腳軟，下半身常有冷感，少腹拘急，小便不利，或小便反多，腳氣，痰飲，消渴。

4 右歸丸（補腎陽）

組成：熟地黃，山藥，山茱萸，枸杞子，鹿角膠，菟絲子，杜仲，當歸，肉桂，製附子。

功用：補腎陽，填精補血。

主治：久病氣衰神疲，畏寒肢冷，或陽痿遺精，陽衰無子，大便不實，甚則完穀不化，或小便自遺，腰膝軟弱，下肢浮腫等。

5 參苓白术散（補脾氣）

組成：蓮子肉，薏苡仁，砂仁，桔梗，白扁豆，茯苓，人參，甘草，白术，山藥。

功用：益氣健脾，滲濕止瀉。

主治：食少，便溏，或瀉，或吐，四肢乏力，形體消瘦，胸脘脹悶，面色萎黃。

6 理中湯（補脾陽）

組成：人參，乾薑，甘草，白术。

功用：溫中祛寒，補氣健脾。

主治：嘔吐腹痛，不欲飲食。

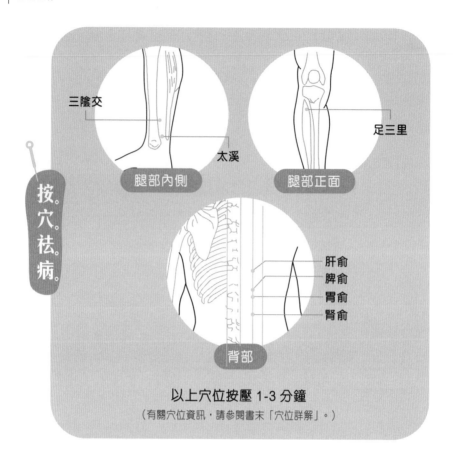

三陰交

太溪

足三里

腿部內側

腿部正面

肝俞
脾俞
胃俞
腎俞

背部

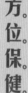

按。穴。祛。病。

以上穴位按壓 1-3 分鐘

（有關穴位資訊，請參閱書末「穴位詳解」。）

全。方。位。保。健。

- 早睡早起
- 定時飲食，不暴飲暴食，少吃煎炸、烤焗食物
- 飲食要均衡而富營養，少糖少鹽
- 每星期做三次帶氧運動

Miss 王，你大病之後喺屋企休養咗一個月，精神好咗喎！

係啊！休息多咗，又補下身，人人都話我面色好咗！

精神好咗喎

（精神好很多）

話。裏。藏。醫。

「精神」指人生命活動的外在表現：眼神、對答、面色、反應 等，亦形容人充滿生氣、活力。中醫理論中「精」是指人體腎中的精氣，「神」是指人的意識、思維活動及人體的外在生命活動表現，均由心指揮。由此可見，「精神」一般的含義與中醫含義極為相近，一個心與腎功用正常的人，活力肯定充沛，表現自然是生氣盎然，魄力無窮。

中醫細說

精是指人體腎中的精氣，包括「先天之精」與「後天之精」。「先天之精」是人稟受於父母生殖系統的精華，是胚胎發育的基本物質。「後天之精」是指人出生後，由食物攝取並通過脾胃運化而來的水穀精華及營養。腎並同時貯藏五臟六腑於生理活動中化生的精氣，及代謝後剩餘的部分。「先天之精」有賴「後天之精」不斷補充及培養，才能發揮其生理功用。「後天之精」的化生亦依賴「先天之精」的活力。

神是指人的意識、思維活動及人體的外在生命活動表現，如面色、眼神、應對、肢體活動。中醫認為心是主宰人體神的系統，心是五臟六腑的君主，亦是人精神棲息的地方。說明心亦是人的生命活動的根本，人類所有思想都由心開始。有諸內，形於外，人心、腎健康，面色自然好，應對自然靈活，精神自然充沛。

食以養生

❶ 豬腰對蝦粥

材料：豬腰、對蝦各 1 對，粳米 1 碗，水 30 碗，薑少許。

製法：豬腰洗淨去膜切片，對蝦洗淨連殼待用。先將粳米放入水中，煲滾後，大火煲 20 分鐘後，轉小火煲 45 分鐘，加入豬腰、薑及對蝦大滾約 10 分鐘，調味即成。

服法：每週 2 次。

適用：固腎益精。

❷ 胡椒豬肚湯

材料：豬肚 1 個，鹹菜 100 克，胡椒、八角、茴香各 2 克，水 20 碗。

製法：豬肚用鹽擦洗，再用鹽水浸 20 分鐘待用，將鹹菜洗淨與豬肚同放入水中，煲滾後，再加入胡椒、八角、茴香，大火煲 20 分鐘後，轉小火煲 2~3 小時，取豬肚切件即成。

服法：每週 1-2 次。

適用：脾胃虛弱。

❸ 蓮子百合瘦肉

材料：蓮子 30 克，百合 30 克，瘦肉 200 克，水 12 碗。

製法：瘦肉汆水切件，將材料放入水中，煲滾後，大火煲 20 分鐘後，轉小火煲 45 分鐘，加入鹽調味即成。

服法：可常服。

適用：寧心安神，助眠定悸。

對。證。下。藥。

❶ 左歸丸

組成：熟地黃，山藥，枸杞子，山茱萸，川牛膝，菟絲子，鹿角膠，龜甲膠。

功用：滋陰補腎。

主治：頭目眩暈，腰痠腿軟，遺精滑泄，自汗盜汗，口燥咽乾，渴欲飲水。

❷ 右歸丸

組成：熟地黃，山藥，山茱萸，枸杞子，鹿角膠，菟絲子，杜仲，當歸，肉桂，製附子。

功用：溫補腎陽，填精補血。

主治：久病氣衰神疲，畏寒肢冷，或陽痿遺精，陽衰無子，大便不實，甚則完穀不化，或小便自遺，腰膝軟弱，下肢浮腫等。

❸ 歸脾湯

組成：白朮，茯神，黃芪，龍眼肉，酸棗仁，人參，木香，甘草，當歸，遠志。

功用：益氣補血，健脾養心。

主治：思慮過度，勞傷心脾，氣血不足，心悸怔
忡，健忘不眠，盜汗虛熱，食少體倦，面色
萎黃，便血；以及婦女崩漏，月經超前，量
多色淡，或淋漓不止，帶下。

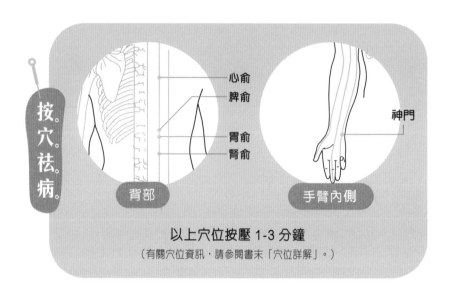

按。穴。祛。病。

心俞
脾俞

胃俞
腎俞

神門

背部

手臂內側

以上穴位按壓 1-3 分鐘

（有關穴位資訊，請參閱書末「穴位詳解」。）

全。方。位。保。健。

- 早睡早起
- 不縱慾，節制房事
- 飲食定時，要均衡而富營養，減少鹽分攝取
- 多做帶氧運動

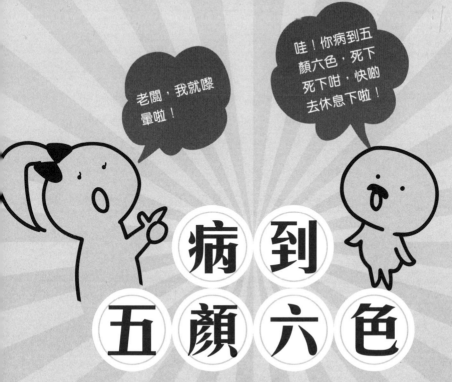

老闆，我就嘍暈啦！

哇！你病到五顏六色，死下死下咁，快啲去休息下啦！

病到五顏六色

（病情嚴重）

話。裏。藏。醫。

「病到五顏六色」形容病情十分嚴重，病到死去活來。中醫認為，某一個 **臟腑生病，病人臉上就會出現其五行相關的顏色** 。肝膽有病，人臉上會出現青色；心和小腸有病，人臉上會出現赤（紅）色；脾胃有病，人臉上會出現黃色；肺和大腸有病，人臉上會出現白色；腎和膀胱有病，人臉上會出現黑色。如果病人臉上出現五顏六色的話，他肯定全身五臟六腑都有毛病，且病情十分複雜而嚴重。所以坊間用法與中醫理論又一次吻合。

中醫細說

古人把他們日常接觸的事物，歸類出五種特性，名為五行：木、火、土、金、水。事物的五行屬性不等同於五行本身，古人是將事物的性質和作用與五行的特性相類比。總的來講木的特性為生長，條達；火的特性為溫熱，上升；土的特性為生化，承載；金的特性為收斂，肅降；水的特性是潤下。在自然界，不同的顏色也可歸入不同的五行，如青屬木，赤屬火，黃屬土，白屬金，黑屬水。

而中醫把人體的五臟六腑歸類到五行去。如肝膽屬木，心和小腸屬火，脾胃屬土，肺和大腸屬金，腎和膀胱屬水。五行學說認為事物的五行可以間接地推演絡繹，而屬於同一行的事物都存在相關的聯繫。因此，中醫認為，某一個臟腑生病，臉上就會出現其五行相關的顏色。

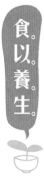

食以養生

① 香草比目魚 （寧心）

材料：比目魚柳 3 件，薑、迷迭香各少許。

製法：比目魚洗淨，用鹽略醃。爆香油鑊加入薑片，再放入比目魚，每邊煎約 15 分鐘至金黃色，加入迷迭香煎 10 分鐘即成。

服法：常服。

適用：寧心安神，抗失眠及焦慮。

② 章魚蓮藕湯 （清肝）

材料：乾章魚 2 條，蓮藕 1 節，瘦肉 200 克，水 30 碗。

製法：章魚洗淨去膜，浸 1 小時，蓮藕切件。將材料放入水中，煲滾後，大火煲 20 分鐘，轉中火煲 2 小時。

服法：每週 1 次。

適用：清肝熱，補血生津，安神。

③ 陳醋飲（健脾）

材料：陳醋 2 茶匙，熟普洱茶葉 2 茶匙，水 1 杯。

製法：將茶葉放入杯內，倒入滾水並加蓋焗 15 分鐘，加入陳醋即成。

服法：每日 1 次。

適用：開胃健脾，補虛強身。

④ 桔梗潤肺湯（補肺）

材料：桔梗 20 克，紫菀 20 克，豬肺 1 個。

製法：先將豬肺用水洗淨，抹乾，切件。將所有材料放入水中，煲滾後，大火煲 20 分鐘，轉中火煲 2 小時，加鹽調味即成。

服法：每週 1 次。

適用：補肺止咳，除痰。

⑤ 葫蘆瓜瘦肉湯（健腎）

材料：葫蘆瓜 2 個，瘦肉 200 克，水 20 碗。

製法：葫蘆瓜去皮切件，瘦肉汆水。將所有材料放放入水中，煲滾後，大火煲 20 分鐘，轉中火煲 1 小時，加鹽調味即成。

服法：每週 1~2 次。

適用：健腎，固膀胱。

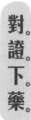

對證下藥

① 四君子湯

組成：人參，白朮，茯苓，甘草。

功用：益氣健脾。

主治：面色萎白，語聲低微，四肢無力，食少或便溏。

❷ 八珍湯

組成：當歸，川芎，白芍，熟地黃，人參，白朮，
茯苓，甘草。

功用：補益氣血。

主治：面色蒼白或萎黃，頭暈眼花，四肢倦怠，氣
短懶言，心悸怔忡，食慾減退。

按穴祛病。

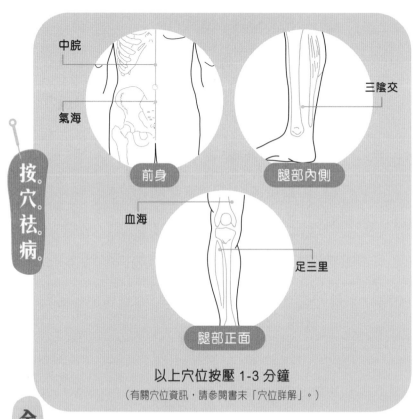

中脘

氣海

前身

三陰交

腿部內側

血海

足三里

腿部正面

以上穴位按壓 1-3 分鐘
（有關穴位資訊，請參閱書末「穴位詳解」。）

全方位保健。

- 多做帶氧運動，如快步走、游泳、太極
- 早睡早起
- 飲食要節制
- 保持心境平靜

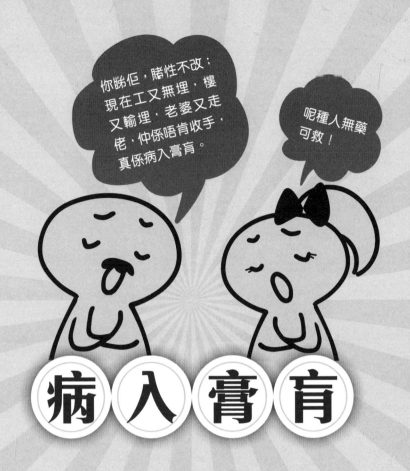

病入膏肓

「病入膏肓」指問題已到了極其嚴重的地步，無法挽救。古代醫家認為病應向淺中醫，如果**疾病由表入裏，越來越嚴重**，並進入人體背部膏肓穴這個位置，則無藥可達，必死無疑。

中醫細說

中醫解剖學認為「膏」指心下脂肪,「肓」指心臟和橫膈膜之間。而中醫針灸學指出膏肓是一個腧穴,位於十二經脈中的膀胱經。人體的經絡系統共由十二經絡(正經)及奇經八脈組成。經絡對內聯絡各臟腑,外絡各肢節,與體表及臟腑溝通。膀胱經與膀胱及體表溝通,其經脈循行如下:

1. 起於目內眼角(睛明穴),
2. 上額,
3. 交會於巔頂(百會穴,屬督脈)。
4. **巔頂部支脈**:從頭頂到耳上角。
5. **巔頂部直行的脈**:從頭頂入裏聯絡於腦,
6. 回出分開下行頸後,
7. 沿着肩胛部內側,挾着脊柱,
8. 到達腰部,
9. 從脊旁肌肉進入體腔,
10. 到達腎臟,
11. 到達膀胱,
12. **腰部的支脈**:向下通過臀部,
13. 進入膕窩中。
14. **後頸的支脈**:通過肩胛骨內緣直下,
15. 經過臀部(環跳穴,屬足少陽膽經)下行,
16. 沿着大腿後外側,
17. 與腰部下來的支脈會合於膕窩中,
18. 從此向下,通過腓腸肌,
19. 出於外踝的後面,
20. 沿着第五跖骨粗隆,
21. 至小趾外側端(至陰穴)與足少陰經相接。

與膀胱經相關的疾病包括:小便不通、遺尿、瘋狂、瘧疾、目痛、見風流淚、鼻塞多涕、鼻衄、頭痛;項背、腰、臀部以及下肢後側等本經循行部位之疼痛等症。

刺激膀胱經的穴位可治療:頭、項、背、腰、下肢部病證以及神志病。

膀胱經是人體最長的經脈，共有 67 個穴位，而膏肓穴則位於第四胸椎棘突下，旁開 3 寸；

膏肓穴的主治包括：咳嗽、氣喘、肺癆、健忘、遺精、完穀不化；膏肓亦是一個補虛穴位，刺激此穴有強壯機能的作用，治各種慢性虛損疾病。由此可見，病入膏肓真是十分嚴重，但未致於無藥可救！

這樣看來，日常的一般用法與中醫理論是一致的。

食。以。養。生。

① 蟲草靈芝鷓鴣湯

材料：蟲草 30 條，靈芝 30 克，鷓鴣 1 隻，瘦肉 200 克，陳皮 1/4 個，蜜棗 4 粒，水 30 碗。

製法：鷓鴣及瘦肉洗淨汆水，靈芝切片，蟲草、陳皮、蜜棗洗淨。將材料放入水中，煲滾後，大火煲 20 分鐘，轉中火煲 3 小時，加鹽調味即成。

服法：每週 1 次。

適用：補肺定喘，滋補肝腎，強身健體。

注意：感冒者忌服。

② 鱿魚粥

材料：鱿魚腩 200 克，白米 1 碗，水 30 碗，薑、葱各少許。

製法：鱿魚腩洗淨、切件，用鹽及酒醃 1 小時。將米洗淨，放入水中，煲滾後，大火煲 10 分鐘，轉小火煲 40 分鐘，加入薑及魚腩再煲約 20 分鐘，再加葱及鹽調味。

服法：每週 2~3 次。

適用：溫中健胃，補氣益血。

❸ 番茄馬鈴薯紅蘿蔔湯

材料：番茄 4 個，馬鈴薯 3 個，紅蘿蔔 2 條，瘦肉 200 克，水 30 碗。

製法：將以上材料洗淨，馬鈴薯及紅蘿蔔去皮切件，瘦肉汆水。將馬鈴薯、瘦肉、紅蘿蔔放入水中，煲滾後，大火煲 20 分鐘，再轉小火煲 1 小時，加入番茄再煲 15 分鐘，加鹽調味。

服法：每週 1~2 次。

適用：健脾，強身，強筋壯骨。

對。證。下。藥。

❶ 八珍湯

組成：當歸，川芎、白芍，熟地黃，人參，白朮，茯苓，甘草。

功用：補益氣血。

主治：面色蒼白或萎黃，頭暈眼花，四肢倦怠，氣短懶言，心悸怔忡，食慾減退。

❷ 地黃飲子

組成：熟地黃，巴戟天，山茱萸，石斛，肉蓯蓉，製附子，五味子，肉桂，茯苓，麥冬，石菖蒲，遠志。

功用：滋腎陰，補腎陽，開竅化痰。

主治：舌強不能言，足廢不能用，口乾不欲飲。

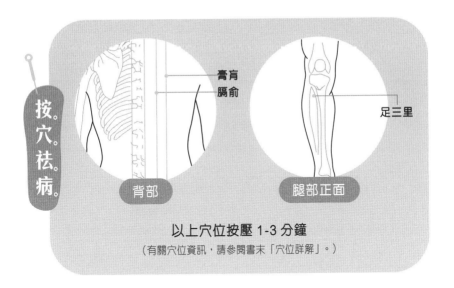

按穴祛病

膏肓
膈俞

足三里

背部

腿部正面

以上穴位按壓 1-3 分鐘

（有關穴位資訊，請參閱書末「穴位詳解」。）

全方位保健

- 多做運動
- 早睡早起
- 注意飲食
- 生活要有規律

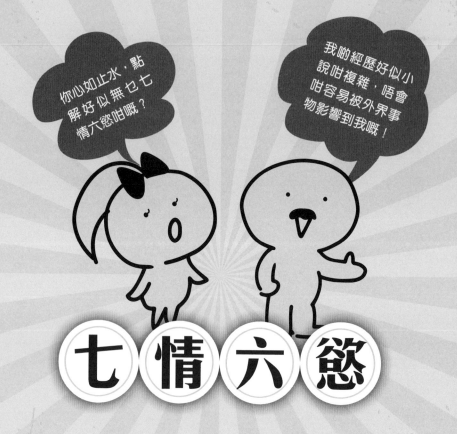

你心如止水，點解好似無乜七情六慾咁嘅？

我啲經歷好似小說咁複雜，唔會咁容易被外界事物影響到我嘅！

七情六慾

話。裏。藏。醫。

「七情六慾」指人常常受到自己生理上的慾望及情緒影響，情緒常有波動，思潮常有起伏。中醫認為七情六慾是人正常的心理及生理活動。但如七情刺激過劇、過久，不加以控制，又或慾望過多、過強，終會影響五臟六腑的健康。

中醫認為人之所以生病，一般是由外因、內因、不內外因等所致。內因包括：七情、飲食失宜及勞逸失當、先天稟賦不足等。其中的「七情」是指喜、怒、憂、思、悲、恐、驚等七種情緒活動。情緒活動是一種正常的生理表現，一般不會致病，但當外來的刺激太突然、強烈及太持久時，過激的情緒便會影響到有關的臟腑，導致陰陽氣血失調繼而發病。

中醫認為每一種情緒都與一個臟腑相關：喜傷心，怒傷肝，思傷脾，悲、憂傷肺，恐、驚傷腎。

- 喜悅時人的氣機緩散，會使人心悸、失眠、思想散渙。
- 憤怒會使肝陽氣亢盛，導致頭昏、目赤、肝火上炎。
- 思慮會使肝脾氣機鬱結，引致食慾不振、便溏、倦怠乏力。
- 悲哀憂傷使肺氣消耗，使人聲息低微、鬱滯不舒、精神不振。
- 長期的恐懼使腎氣陷下，引致失禁、腎精耗損而至骨痿。
- 猝然驚駭使腎氣逆亂，二便失禁，甚至會使心神不安、心氣紊亂。

事實上，七情的傷害最終必會傷及心、肝、脾三個臟腑。

人的生理官能「六慾」：見慾、聽慾、香慾、味慾、觸慾、意慾等，是正常不過的。但處理不當均會使陰陽、氣血、臟腑受損。如過分追求味慾，暴飲暴食會傷及脾胃；過分追求觸慾／性慾會使腎精虧虛。過分放縱見慾、聽慾及香慾會傷及肝、腎、脾臟。過分放縱意慾，會使心、脾失調。

人的七情六慾如不能控制到中規中矩，便會成為人體健康的障礙。

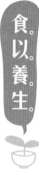
食以養生

❶ 寧心圓肉茶

材料：龍眼肉 10 粒，水 1 碗。

製法：將龍眼肉用水略為沖洗，放於碗中或焗杯
中，加入滾水，焗 20 分鐘。

服法：臨睡前飲用 1 次。

適用：心悸，難於入睡，精神不能集中。

注意：糖尿病人忌服。

❷ 疏肝玫瑰花茶

材料：玫瑰花 10 朵，水 1 碗。

製法：將玫瑰花用水略為沖洗，放於碗中或焗杯
中，加入滾水，焗 20 分鐘。

服法：每日 1~2 杯。

適用：易怒，抑鬱，精神緊張。

注意：脾虛者慎服。

❸ 健脾山藥湯

材料：山藥 30 克，蓮子 15 克，白扁豆 15 克，芡
實 15 克，瘦肉 200 克，水 15 碗。

製法：材料略洗，瘦肉汆水，放入水中，煲滾後，
先大火煲 20 分鐘，再中火煲約 1 小時，加
鹽調味即成。

服法：每週 1~2 次。

適用：消化不良，疲倦，易瀉，便溏。

❹ 養肺百合湯

材料：百合 30 克，玉竹 15 克，北沙參 15 克，瘦
肉 200 克，水 15 碗。

製法：材料略洗，瘦肉汆水，放入水中，煲滾後，
先大火煲 20 分鐘，再中火煲 1 小時，調味。

服法：每週 2 次。

適用：時常咳嗽，喉痛，鼻敏感，易患感冒。

注意：感冒期間應停服。

❺ 常食連皮合桃以補腎

❶ 養心湯（心臟）

組成：黃芪，茯神，茯苓，當歸，川芎，半夏麴，炙甘草，柏子仁，炒酸棗仁，遠志，五味子，人參，肉桂。

功用：補氣養血，養心，安神定志。

主治：氣短，心悸，失眠，自汗。

❷ 柴胡疏肝湯（肝臟）

組成：陳皮，柴胡，川芎，香附，枳殼，白芍，炙甘草。

功用：疏肝行氣，和血止痛。

主治：抑鬱，胸脅痛。

❸ 參苓白术散（脾臟）

組成：蓮子肉，薏苡仁，砂仁，桔梗，白扁豆，茯苓，人參，甘草，白术，山藥。

功用：益氣健脾，滲濕止瀉。

主治：食少，便溏，四肢乏力，形體消瘦，胸脘脹悶，面色萎黃。

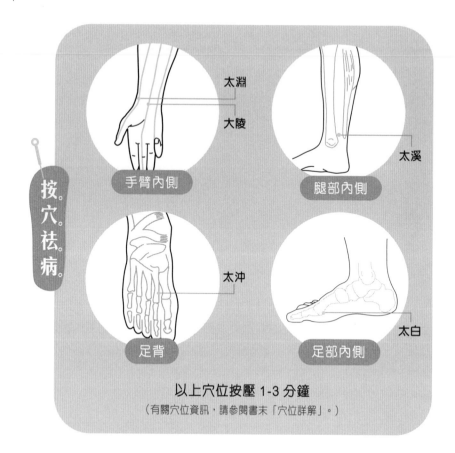

以上穴位按壓 1-3 分鐘

（有關穴位資訊，請參閱書末「穴位詳解」。）

- 保持心境平和。
- 要發脾氣時，應先洗臉或飲冷水，冷靜一下自己的情緒。
- 學習氣功、太極、瑜伽以調養心志。
- 多種花草樹木，唱唱歌，跳跳舞，陶冶性情。

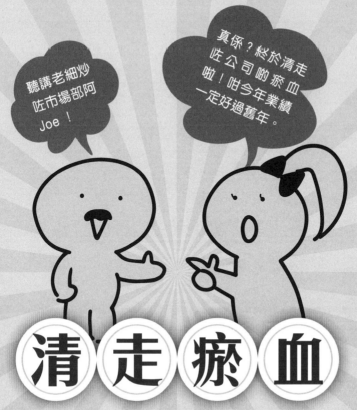

聽講老細炒咗市場部阿 Joe！

真係？終於清走咗公司啲瘀血啦！咁今年業績一定好過舊年。

清走瘀血

（妨礙發展的人或事）

話。裏。藏。醫。

這裏的「瘀血」指妨礙公司或機構發展的人或事。中醫將體內停滯的血液、阻滯於經絡及臟腑的血液，或離開經脈積存體內的血液稱為瘀血。因瘀血會影響人體正常血液循環，變生他病。所以必須用活血化瘀方法清走。公司或機構中阻礙正常發展運作的人或事，就好像阻礙人正常生理運作的瘀血一樣，若不及早清除，可能會禍及其他部門甚至整個機構。所以坊間與中醫用法又同出一轍了。

中醫細說

瘀血的成因有很多，包括：氣滯（氣行不暢）、氣虛（推動無力或不能控制血的運行）、血寒（好食生冷食物）使血液凝滯不暢、血熱（好食煎炸食物）引致灼津成稠或血液亂竄、及外傷引發血液離開經脈，而停留體內其他部位。瘀血是**疾病的病理產物**，同時又會導致其他疾病。瘀血不僅沒有正常血液的功用，反而會影響全身血液的運行，並會引致疼痛、腫塊、出血等問題，不可輕視。

食以養生

① 多吃紅或黑色提子，可補血活血

② 桃仁瘦肉粥

材料：桃仁 20 克，瘦肉 200 克，水 30 碗。

製法：瘦肉汆水，與桃仁放入水中，煲滾後，大火煲 20 分鐘後，轉小火煲 1 小時，加鹽即成。

服法：每週 1~2 次。

適用：活血化瘀，通便潤腸。

注意：孕婦忌服。

③ 西紅花海鮮飯

材料：西紅花粉 2 茶匙，墨魚 1 隻（約 200 克），蝦 4 隻，甜椒 1 隻，白飯 4 碗，薑少許。

製法：墨魚洗淨切件，加鹽醃半小時，甜椒切件，蝦洗淨連殼待用，油鑊爆香薑，加入墨魚、蝦及甜椒炒 5 分鐘待用；白飯加入西紅花粉拌勻放於平盤上，加少許油及鹽，把已炒好的海鮮放飯面上，再將飯放入焗爐焗 20 分鐘即成。

服法：每週 1~2 次。

適用：活血祛瘀。

注意：孕婦忌服。

❹ 木耳紅棗煮雞

材料：雞肉 500 克，黑木耳半碗，紅棗 10 粒（切開邊），生薑 2 片。

製法：黑木耳先浸水 2 小時，汆水待用。將雞肉切件，用豉油、鹽、油及生粉略醃 15 分鐘。再加入薑片及黑木耳、紅棗，同蒸 20 分鐘即成。

服法：每週 1~2 次。

適用：瘀血，痛經。

注意：孕婦忌服。

對。
證。
下。
藥。

❶ 桃核承氣湯

組成：桃仁，大黃，桂枝，炙甘草，芒硝。

功用：破血下瘀。

主治：少腹急結，小便自利，譫語煩渴，至夜發熱，甚則其人如狂。

❷ 七厘散

組成：血竭，麝香，冰片，乳香，沒藥，紅花，朱砂，兒茶。

功用：活血散瘀，止痛止血。

主治：跌打損傷，筋斷骨折之瘀，無名腫毒，燒傷等。

❸ 血府逐瘀湯

組成：桃仁，紅花，當歸，生地黃，川芎，赤芍，牛膝，桔梗，柴胡，枳殼，甘草。

功用：活血祛瘀，行氣止痛。

主治：胸痛，頭痛日久不愈，痛如針刺而有定處，或呃逆日久不止，或飲水即嗆，乾嘔，或內熱瞀悶，心悸怔忡，夜不能睡，夜寐不安，急躁善怒，入暮潮熱。

4 四物湯

組成：熟地黃，當歸，白芍，川芎。

功用：補血和血。

主治：營血虛滯證。心悸失眠，頭暈目眩，面色無華；婦人月經不調，量少或經閉不行。

按穴祛病。

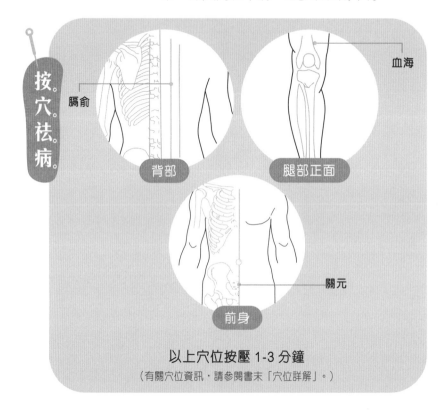

膈俞

背部

血海

腿部正面

關元

前身

以上穴位按壓 1-3 分鐘

（有關穴位資訊，請參閱書末「穴位詳解」。）

全方位保健。

- 保持心境開朗，可減少氣滯
- 少食生冷食物，可減少血寒的機會
- 外傷後立即求醫去除瘀血
- 要勞逸結合，每天堅持運動 30 分鐘，有助改善氣虛
- 少食煎炸食物，可減少血熱的機會

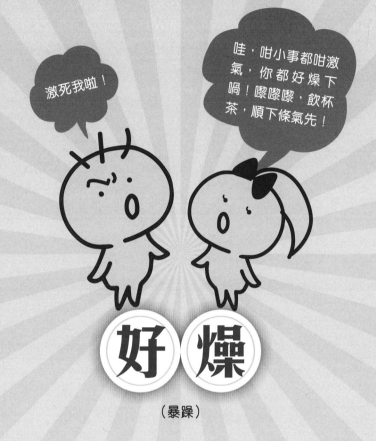

好 燥

（暴躁）

「好燥」指人暴躁，失去自制力，甚至見人就罵。中醫病因學指出燥邪分為外燥和內燥兩種。外燥是六淫（即六種氣候致病因素）之一，內燥多由不良生活習慣引起。兩者均會令人暴躁、煩亂、口乾鼻涸，易使人失控。坊間所講的燥與中醫指的燥十分相似。

第一章・整體

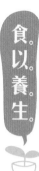

在六淫中，風、燥、火（熱）、暑屬陽邪，而濕、寒屬陰邪。這六種氣候變化本來對人體沒有害處，但在人體抵抗力差時就會致病。所謂六淫就是太過和浸淫的意思，即是指人過分地被六氣所侵擾才會致病。

燥邪是秋季的主氣，多從口鼻侵入肺部，因為空氣中缺乏水份滋潤而乾燥。燥邪又分溫、涼燥兩種，燥與熱結合而生溫燥病證，與寒結合則生涼燥，其性質為乾澀，易傷人體的津液。所以常會引起口、鼻、咽、皮膚乾裂、小便短少，大便乾結等。此外，燥邪亦易傷肺，因肺臟嬌嫩，喜潤不喜燥，故燥邪易致乾咳少痰。

人體津液不足引起身體失於濡潤，而出現乾、燥、枯、澀等病徵。除以上外燥的情況外，又有內燥之分。原因可能是因抑鬱傷心，勞倦傷脾，心脾化源不足，臟陰虧虛；又或因病後、失血過多、五臟失滋養，而內火擾心，臟燥的人精神煩亂，哭笑無常，呵欠頻作，睡眠不安，口乾便秘。無論外燥或內燥，乾澀的感覺都會令人暴躁、煩亂、口乾鼻涸，易使人失控。

❶ 多吃甘蔗或喝蔗汁，可解燥除煩

❷ 馬蹄海蜇

材料：馬蹄 80 克，海蜇皮 80 克，水 4 碗。

製法：馬蹄去皮切粒，海蜇皮切小塊，放入水中，煲滾後，大火煲 10 分鐘，再轉小火煲 30 分鐘至軟，調味即成。

服法：可常服。

適用：心煩，口乾，鼻燥。

❸ 冬瓜瘦肉羹

材料：冬瓜肉、瘦肉、瓜蔞根各 200 克，淡豆豉 10 克，水 10 碗。

製法：材料洗淨，冬瓜切件，瘦肉切片，放入水中，煲滾後，大火煲 20 分鐘，轉小火煲 1 小時，加入鹽調味。

服法：一週 2~3 次。

適用：心煩氣燥，口乾。

對證下藥

❶ 甘麥大棗湯

組成：浮小麥，甘草，大棗。

功用：養心安神，和中緩急。

主治：精神恍惚，常悲傷欲哭，心中煩亂。

❷ 沙參麥冬湯

組成：北沙參，麥冬，玉竹，甘草，桑葉，白扁豆，天花粉。

功用：甘寒生津，清養肺胃。

主治：心煩口渴，咽乾，乾咳少痰。

❸ 知柏地黃丸

組成：熟地黃，山茱萸，山藥，澤瀉，牡丹皮，茯苓，知母，黃柏。

功用：滋陰降火。

主治：口燥咽乾，牙痛，顴紅。

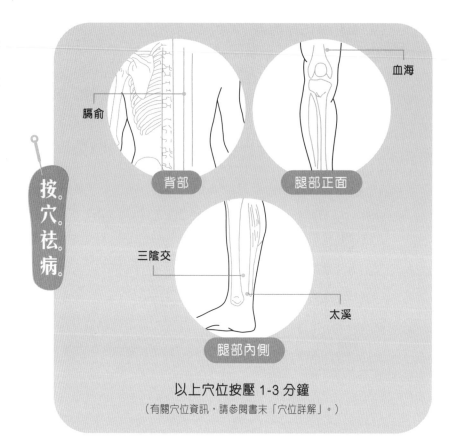

膈俞

血海

背部

腿部正面

三陰交

太溪

腿部內側

以上穴位按壓 1-3 分鐘

（有關穴位資訊，請參閱書末「穴位詳解」。）

按穴祛病

全方位保健

- 勞逸要節制
- 早睡早起
- 飲食定時，不暴飲暴食
- 少食煎炸油膩及烤焗食物，多食水果蔬菜
- 定時補充水份

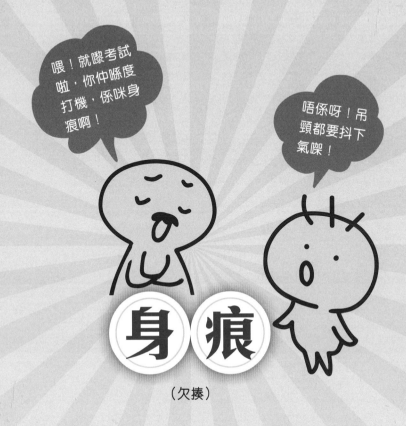

身痕

（欠揍）

話。裏。藏。醫。

俗語中的「身痕」指想被別人以打的方法整治。中醫所指的身痕即 **皮膚痕癢症**，指的是在無原發性皮膚損害的情況下，而皮膚出現異常的感覺，痕癢難耐必須用手搔抓。治療多以清熱滋陰補血為主。過痕時避免抓傷自己，可輕力拍打患處去減低痕癢。由此看來，身痕的坊間整治方法與中醫的治理方法亦有些微的共通點。

中醫細說

身痕的成因主要有三方面，青年人血氣方剛，血的溫度較高，再加上外界的風邪熱毒，熱毒包括污染了的空氣、病毒病菌、化學物品等均會引致皮膚痕癢。這種病人通常有大便乾結、口乾、心煩等兼症。另兩個原因是好食肥膩，煎炸烤焗食品或多思多慮而致濕熱內結，痕癢不止，經搔抓後滋水會流出。

在老人方面，瘙癢症多因津液不足而致血虛、陰虛，血量不足，不能充盈脈管，內風應運而生，使人皮膚痕癢；兼伴有頭暈眼花、失眠等。

食以養生

❶ 菊杏蜜

材料：菊花、南杏仁各 10 克，蜂蜜少許。

製法：南杏仁放入攪拌機內磨粉，與菊花同放焗杯內，焗 30 分鐘即成，加入蜂蜜調味。

服法：每日飲用。

適用：大便秘結，口乾，痕癢。

❷ 菠菜豬肝湯

材料：菠菜 200 克，豬肝 100 克，水 8 碗。

製法：材料洗淨，放入水中，煲滾後，再轉中火煲 20 分鐘，加入調味即成。

服法：每週 2~3 次。

適用：皮膚乾燥痕癢，口乾，失眠。

❸ 車前草飲

材料：車前草 10 克，紅糖 3 片，水 4 碗。

製法：車前草浸 30 分鐘，煲滾後轉中火煲 30 分鐘，加入紅糖即成。

服法：每日 1 杯，症好可停。

適用：胸悶，口苦，皮膚瘙癢。

❹ 綠豆冬瓜湯

材料：綠豆 30 克，冬瓜 1 斤，水 8 碗。

製法：將上述材料煲滾後轉小火煲 1 小時，加入少
　　　許鹽作調味即成。

服法：每週 1~2 次。

適用：皮膚痕癢、出水，灼熱。

❶ 消風散

組成：當歸，生地黃，防風，蟬蛻，知母，苦參，
　　　黑芝麻，木通，荊芥，蒼朮，牛蒡子，石
　　　膏，甘草。

功用：疏風清熱涼血。

主治：風疹，濕疹，皮膚痕癢。

❷ 龍膽瀉肝湯

組成：龍膽，梔子，黃芩，柴胡，生地黃，澤瀉，
　　　當歸，車前子，木通，甘草。

功用：清熱利濕止癢。

主治：濕熱蘊結，皮膚痕癢。

❸ 當歸飲子

組成：當歸，白芍，川芎，生地黃，蒺藜，防風，
　　　荊芥，何首烏，黃芪，甘草，生薑。

功用：養血潤燥，祛風止癢。

主治：心血凝滯，內蘊風熱，皮膚瘡疥，或腫或
　　　癢，或膿水浸淫或發赤疹。

❹ 胃苓湯

組成：豬苓，茯苓，白朮，澤瀉，桂枝，蒼朮，陳
　　　皮，厚朴，甘草。

功用：祛濕和胃，行氣利水。

主治：泄瀉不止，水腫，腹脹，小便不利。

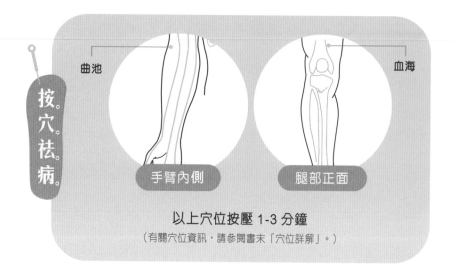

按。穴。祛。病。

曲池

血海

手臂內側

腿部正面

以上穴位按壓 1-3 分鐘

（有關穴位資訊，請參閱書末「穴位詳解」。）

全。方。位。保。健。

- 戒飲酒，戒煙，少食海產、牛肉、煎炸及烤焗食物
- 勿用熱水洗澡
- 不可用鹼性強的肥皂洗澡
- 內衣宜柔軟寬鬆，宜穿棉織品或絲織品，不宜穿毛織品
- 多吃水果、蔬菜
- 以室溫紅糖溶液洗澡

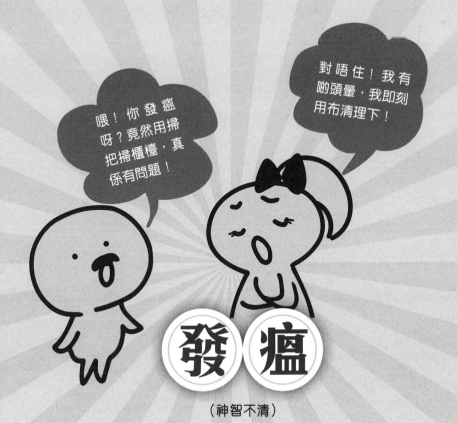

喂！你發瘟呀？竟然用掃把掃櫃檯，真係有問題！

對唔住！我有啲頭暈，我即刻用布清理下！

發瘟

（神智不清）

「發瘟」指思想有問題，神智不清，做事糊里糊塗。中醫認為「瘟病」傳染性極高，會使人全身不舒服，嚴重者更會昏迷或神智不清。

這一次坊間發瘟的意思與中醫又同出一轍了。

中醫細説

瘟，在中醫理論中是指**瘟疫**，又名厲氣、戾氣、毒氣、疫毒等。瘟是致病的外在因素，它的特點是發病急，驟然而至，而且病情較重，易於傳染。此外，瘟疫大多經過空氣傳染，通過口、鼻等侵入人體內部。瘟疫的發生與氣候有着密切的關係，如濕瘴霧氣、酷熱等。此外，空氣、水源、食物、環境等污染亦會產生瘟疫，如天花、痢疾、霍亂、鼠疫等。如果能夠及早進行預防及隔離，瘟疫的危害性會大大減小。

瘟疫成病，病人一般會發熱發冷、頭痛、喉痛、呼吸不暢、出疹，或伴有嘔吐、肚瀉等現象，嚴重者更會昏迷或神智不清。病人不舒服並有混混沌沌之感，頭腦肯定不會清醒。就如坊間的說法一樣，「發瘟」的人，肯定是神智不清，糊里糊塗。

食以養生

❶ 蒜茸莧菜

材料：蒜頭 6 粒，莧菜 500 克。

製法：蒜頭拍扁切小粒，莧菜洗淨瀝乾，用蒜頭爆香油鑊，加入莧菜炒約 5 分鐘，加鹽即成。

服法：每週 2~3 次。

適用：清熱解毒，殺菌。

❷ 蘿蔔汁

材料：白蘿蔔 1 個，薑 30 克，蜂蜜少許，熟普洱茶 1 茶匙，水 1 杯。

製法：蘿蔔及薑去皮切件，榨汁，加入蜂蜜及普洱茶，置焗杯中，加入大滾水，泡 20 分鐘。

服法：連服 7 日，每日服 1 次。

適用：清熱解毒，溫中殺菌。

❸ 馬齒莧綠豆湯

材料：乾馬齒莧 50 克，綠豆 100 克，水 20 碗。

製法：綠豆洗淨放入水中，煲滾後，大火煲 20 分鐘，
　　　轉小火煲 30 分鐘，加入馬齒莧煲 20 分鐘。

服法：每週 2~3 次。

適用：清熱解毒，消炎殺菌。

對。證。下。藥。

痢疾（疫毒）──
腹疼劇烈，便出鮮紫膿血，口乾煩燥

❶ 白頭翁湯

組成：白頭翁，黃柏，黃連，秦皮。

功用：清熱解毒，涼血止痢。

霍亂（熱症）──
嘔吐如噴，瀉下惡臭，頭痛，發熱，口渴

❶ 燃照湯

組成：滑石，淡豆豉，炒梔子，酒黃芩，佩蘭，製
　　　厚朴，製半夏，豆蔻。

功用：清熱化濕，辟穢泄濁。

❷ 蠶矢湯

組成：蠶沙，木瓜，薏苡仁，大豆黃卷，黃連，製
　　　半夏，黃芩，通草，吳茱萸，焦梔子。

功用：清熱利濕，升清降濁。

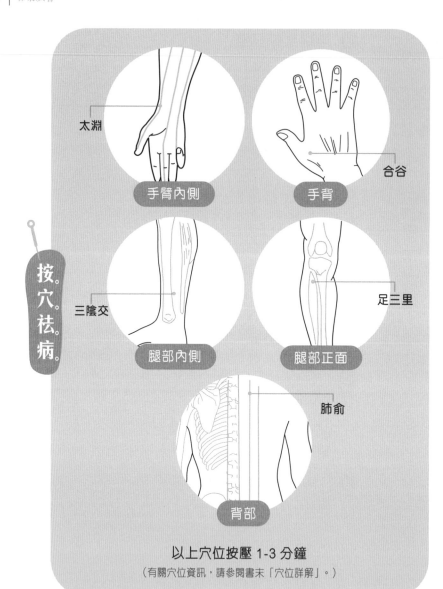

按穴祛病

太淵

手臂內側

合谷

手背

三陰交

腿部內側

足三里

腿部正面

肺俞

背部

以上穴位按壓 1-3 分鐘

（有關穴位資訊，請參閱書末「穴位詳解」。）

全。方。位。保健。

- 保持家居及辦公室環境清潔，空氣流通
- 外出後回家先洗手
- 進食前先洗手
- 如廁後必洗手
- 生、熟食物分開貯存及處理
- 多做運動
- 作息定時
- 利用口罩，防止呼吸道感染
- 疫症流行時，減少外出，及避免前往人多擠迫的地方

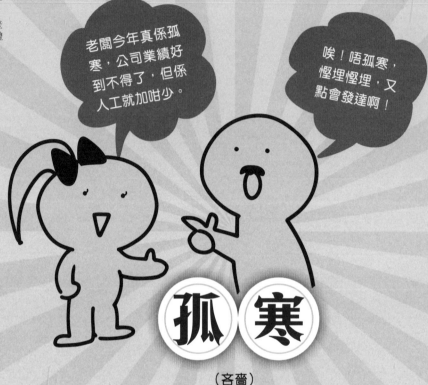

老闆今年真係孤寒，公司業績好到不得了，但係人工就加咁少。

唉！唔孤寒，慳埋慳埋，又點會發達啊！

孤 寒

（吝嗇）

話。裏。藏。醫。

俗語「孤寒」指吝嗇、小氣，不會輕易花費，甚至縮減支出。中醫認為，寒邪屬於陰邪，會引起 **收縮牽引，使筋脈收斂，毛孔閉阻** 。由此可見，用寒來形容收緊、減少支出，與中醫所講的「寒」不謀而合，而「孤」字，代表「只有」。如果人體「只有」寒，就會十分收斂；公司「只有」削減開支而沒有加大其他項目資源，用來形容一毛不拔，十分貼切。

中醫的病因理論指出，人體之所以生病，是因為外因、內因和不內外因。外因之中六淫，就是主要致病的因素，六淫是指：風、寒、暑、濕、燥、熱（火）。這六種氣候變化過激而產生病變（正常時稱為六氣）。在一般情況下，此六氣如不過份猛烈，不會傷及人體正氣，但如變化過劇，便會傷及人體，引起病變。

寒邪屬於陰邪，因為冷空氣向下沉，下屬陰，它的特性是易於傷害陽氣，所以人受寒後會感到怕冷、腹痛、肚瀉、嘔吐、手足冰冷、小便頻密，甚至五更泄瀉。此外寒邪亦會凍結人體的血液及體液，使其運行不暢而導致氣血阻滯，人體氣血不通，不能濡養肌肉、臟腑，便會發生疼痛。寒邪亦會引起收縮牽引，寒氣使人體氣機收縮，以致筋脈收斂。寒氣侵襲人體，毛孔亦會閉阻，會發生怕冷發燒，汗不能出的情況。寒入血脈，會引起頭痛、身痛。寒入關節，會使肢體屈伸不順。

寒又可分內寒和外寒兩種，外寒侵入人體，積久不散，會導致內寒；內寒的人，身體陽氣不足，亦較易受寒。內寒的成因可以是多吃寒涼生冷的食物，久病、久居水邪接近之地或過勞所致，終至陽氣不足。

❶ 生薑飲

材料：連皮生薑 3 片，紅糖半片。

製法：生薑洗淨，放入 2 碗大滾水中，泡焗 20 分
　　　鐘，加紅糖即成。

服法：一日 1~2 次。

適用：風寒感冒，鼻涕清稀，怕冷。

❷ 乾薑粥

材料：乾薑 20 克，米 1 碗，水 15 碗。

製法：將乾薑洗淨，切片，與米一同放入水中，大
　　　滾後，轉中火煲 1 小時即成。

服法：一週 1 次。

適用：四肢冰冷，畏寒。

❸ 玉桂多士

材料：玉桂粉 5 克，方包 2 片，砂糖少許，牛油少許。

製法：將玉桂粉、砂糖及牛油拌勻，塗在麵包上，
　　　放入焗爐內，烘 1-2 分鐘。

服法：一週 1-2 次。

適用：手足冰冷。

注意：玉桂每次不宜吃多於 15 克，亦不宜每天長
　　　期吃。

對。證。下。藥。

❶ 荊防敗毒散

組成：荊芥，防風，羌活，獨活，柴胡，前胡，川
　　　芎，枳殼，茯苓，桔梗，甘草。

功用：辛溫解表。

主治：惡寒發燒，感冒。

❷ 四逆湯

組成：附子，乾薑，甘草。

功用：助陽驅寒。

主治：四肢冰冷，惡寒，嘔吐，腹痛。

❸ 附子理中湯

組成：人參，白朮，炮薑，炙甘草，製附子。

功用：溫補脾腎。

主治：怕冷，疲乏，晨起腹瀉。

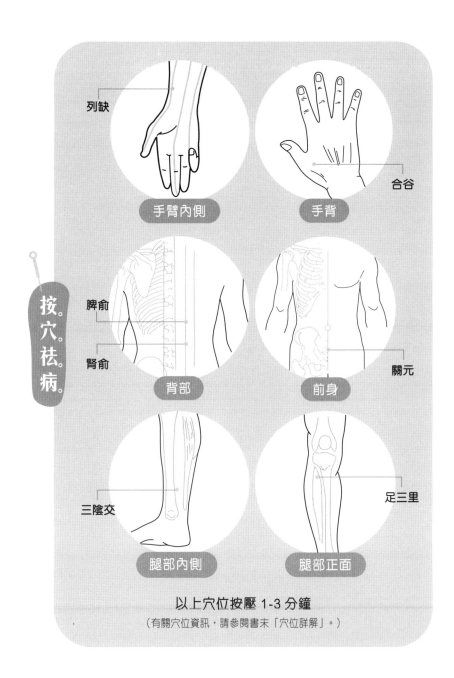

列缺

合谷

手臂內側

手背

按穴祛病。

脾俞

腎俞

關元

背部

前身

三陰交

足三里

腿部內側

腿部正面

以上穴位按壓 1-3 分鐘

（有關穴位資訊，請參閱書末「穴位詳解」。）

- 要注意保暖
- 洗頭後宜盡快吹乾水份
- 注意空調的溫度，不宜低於 25℃
- 每天用熱水泡腳 30 分鐘
- 不要淋雨

爸爸，小明終於開竅啦！30歲人，今日先話我知佢會開始努力學電腦。

太好啦！我都算老來得到啲安慰。如果佢依然渾渾噩噩咁生活，我哋真係死唔眼閉！

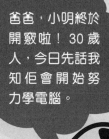

開竅

（覺醒）

話。裏。藏。醫。

「開竅」指開始覺醒，開始明白一切，不再迷迷糊糊，混混沌沌地生活。中醫在病人昏迷時才會用開竅的方劑治療。昏迷的病人迷迷糊糊，不省人事，坊間「開竅」的用法，與中醫的「開竅」竟有異曲同工之妙。如果人的眼、耳、口、舌、鼻均打開並運作暢順，人的外在表現肯定是精靈非常；反之，便會糊塗、昏沉。

中。醫。細。説。

中醫理論認為**五臟六腑與人體不同的竅穴有關**，五臟六腑透過人體內相關的經絡與人體表面的五官相連起來。肝開竅於目，心開竅於舌，脾開竅於口，肺開竅於鼻，腎開竅於耳。所以，五臟有病，即於人體五官反映出來。如肝有病，眼會變黃。心有熱，舌即會糜爛生口瘡。脾胃不好，口旁便會生暗瘡。肺受外感所侵，即會流涕。腎有問題，常常會耳鳴。

但由於心主管人的精神及意識，人所有外在生命活動表現，必由心所主，而心亦是五臟六腑的主管，人精神的居所。所以，當人的五官不開，神志昏迷，神明內閉，不省人事，或暈厥，必與心或心包為邪所蒙有關。以中風一病為例，中風之神志昏迷可分為虛症（脫證）和實證（閉證）。閉證，多見口噤、手握、大小便閉、肢體強痙；脫證，多見口開、手撒肢冷、大小便自遺、肢體軟癱。面對閉證，此時醫者就要替病人開竅。開竅可分涼開、溫開。溫開用於寒閉，多見面白唇暗、靜臥不煩、四肢不溫、痰涎壅盛；涼開用於熱閉，多見面赤、身熱、氣粗口臭、躁擾不寧。開竅藥為救急藥，只宜暫時使用，久服會耗傷元氣，脫證者不宜服開竅藥，宜提升陽氣。開竅藥以辛香為主，易於揮發，做成丸散較湯劑適合。

食。以。養。生。

❶ 黃芪通絡湯

材料：黃芪 30 克，大棗 10 粒，當歸 20 克，瘦肉 200 克，水 15 碗。

製法：藥材洗淨，瘦肉汆水，放入水中，煲滾後，大火煲 20 分鐘，轉小火煲 1 小時。

服法：每週 2 次，症好即止。

適用：活血化瘀，中風後遺，手足麻木。

❷ 絲瓜羹

材料：絲瓜 500 克，桃仁 20 克，天麻 5 克，木耳
　　　10 克，鹽少許，水 4 碗。

製法：將桃仁及天麻放入 4 碗水中，煲滾後再用中
　　　火煲約 30 分鐘，待用。木耳用水浸泡約 30
　　　分鐘，絲瓜去皮切件。油鑊內加少許油爆香
　　　薑片，加入絲瓜，木耳炒約 4 分鐘，再加入
　　　藥汁，加蓋以中火焗約 10 分鐘，加鹽即成。

服法：每週 1~2 次，症好可停。

適用：中風，癱瘓。可舒筋活絡。

對。
證。
下。
藥。

❶ 安宮牛黃丸（涼開）

組成：牛黃，郁金，犀角（水牛角代），黃連，黃
　　　芩，梔子，朱砂，雄黃，冰片，麝香，珍
　　　珠，金箔。

功用：清熱開竅，豁痰解毒。

主治：高熱，神昏譫語，以及中風昏迷，小兒驚厥
　　　屬邪熱內閉者。

❷ 蘇合香丸（溫開）

組成：白朮，木香，犀角（水牛角代），香附，朱
　　　砂，訶子，檀香，安息香，沉香，麝香，丁
　　　香，蓽茇，冰片，蘇合香，乳香。

功用：芳香開竅，行氣止痛。

主治：中風，突然昏倒，牙關緊閉，不省人事，或
　　　中寒氣閉，心腹猝痛，甚則昏厥，或痰壅氣
　　　阻突然昏倒。

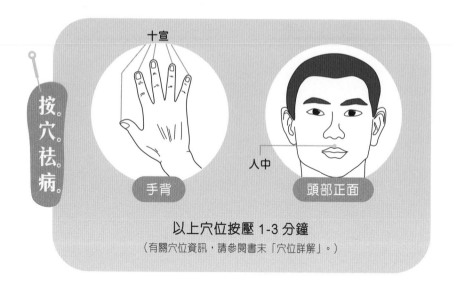

按。穴。祛。病。

十宣

手背

人中

頭部正面

以上穴位按壓 1-3 分鐘

（有關穴位資訊，請參閱書末「穴位詳解」。）

全。方。位。保。健。

- 做適量的運動
- 注意飲食
- 定期做身體檢查，重點留意血壓、血脂、心臟等

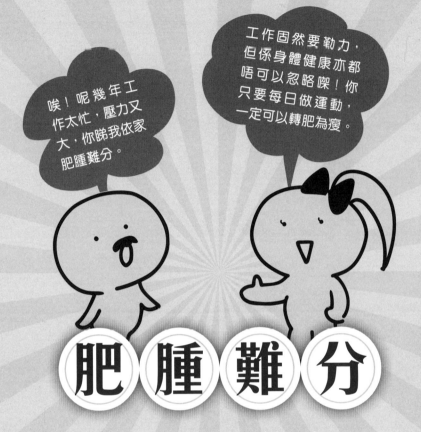

唉！呢幾年工作太忙，壓力又大，你睇我依家肥腫難分。

工作固然要勤力，但係身體健康亦都唔可以忽略㗎！你只要每日做運動，一定可以轉肥為瘦。

肥腫難分

話。裏。藏。醫。

「肥腫難分」指難以分辨到底是脂肪積聚還是因為水腫積聚而致肥。中醫將肥胖分成五種證型，其中脾虛衰及脾腎陽虛型的肥胖均有又肥又腫的跡象。而其他三型則沒有水腫。由此看來坊間的用法與中醫的用法可以說是有一半相同。但無論是肥還是腫，體重超於正常標準還是需要小心處理，因為肥胖常伴有高血糖及高血脂等問題，危害人類健康。

源。
來。
如。
此。

中醫的美妙之處在於能先分辨疾病的原因或證型,才予以對證下藥。所以大家同樣是肥胖、兩個病人由於證型不同,治療方法亦會不同。這便是同病異治了。

肥胖的定義是體重超過標準 20% 或以上,可用體重指數做指標,以估計身體中的脂肪量。其計算方法如下:

● **體重指數(BMI)**
= **體重(公斤)÷ 身高(米)÷ 身高(米)**

根據世界衛生組織 2000 年亞太區體重指標指引,成年人的體質指數應按如下劃分:

	過輕	正常	過重	肥胖I級	肥胖II級
BMI (kg/m²)	< 18.5	18.5-22.9	23-24.9	25-29.9	≥ 30.0

腰圍

近年研究指出,不單是脂肪的總含量,對身體健康造成影響;脂肪在身體中的分佈,也對身體健康有密切的關連。肚內脂肪對身體的影響尤為顯著,肚內脂肪的積聚我們稱之為「中央肥胖」,腰圍則成為中央肥胖的指標。根據世衛 2000 年亞太區體重指引,中央肥胖即:

	男性	女性
理想腰圍	少於 90 厘米(35.5吋)	少於 80 厘米(31.5吋)

同樣是肥胖,但成因大致上有 5 個:

● **腸胃積熱,阻滯脾正常運作。**這類病人多食、常食、心煩、口乾面紅赤。

● **體內痰濁過盛。**這類病人嗜食厚味肥膩、濕自內生,造成身體沉重、困倦,痰涎積於胸中。

● **氣滯血瘀,或因鬱怒傷脾,肝鬱化瘀。**這類病人心煩易怒,大便秘結,夜不能眠。

- **脾胃虛衰，健運失常**。這類病人四肢浮腫，以往多有暴飲暴食的歷史，或缺乏運動，「久臥傷氣，久坐傷肉」，致使脾功用失常。
- **脾腎陽虛**。由於過食生冷，作息不定時，或年老、久病體虛而致身體肥胖。這類病人顏面虛浮，神疲嗜臥，氣短懶言，下肢浮腫。

❶ 赤豆薏苡仁粥（脾胃虛衰肥胖）

材料：薏苡仁 30 克，赤小豆 30 克，米 1 碗，水 20 碗。

製法：將以上材料洗淨，放入水中，煲滾後轉中火煲 1 小時即成。

服法：每星期 1~2 次。

適用：利水祛濕，除水腫，健脾減重。

❷ 三瓜煮（腸胃積熱肥胖）

材料：冬瓜皮、黃瓜皮、西瓜皮各 250 克，水 15 碗。

製法：全部材料切件，放入水中。煲滾後轉小中再煲 30 分鐘，加入調味即成。

服法：每星期 2~3 次。

適用：清熱利濕。

❸ 海帶話梅飲（痰濁過盛肥胖）

材料：海帶 2 克，話梅 1 個，水 500 毫升。

製法：海帶及話梅放入水中，煲滾後，轉小火煲 30 分鐘。

服法：1 日 500 毫升，作日常飲料。

適用：痰多肥胖。

❹ 多吃蔬果、檸檬汁，有消脂減肥之功

對。證。下。藥。

① 防風通聖散 （脾胃積熱）

組成：防風，川芎，當歸，白芍，大黃，薄荷，麻黃，連翹，芒硝，石膏，黃芩，桔梗，滑石，甘草，荊芥，白朮，梔子，生薑。

功用：疏風，解表，泄熱，通便。

主治：肥胖，頭目昏眩，口苦咽乾，便秘，小便赤澀。

② 六君子湯 （痰濁過盛）

組成：人參，白朮，茯苓，製半夏，炙甘草，陳皮。

功用：補氣，健脾，化痰，除濕。

主治：肥胖，不思飲食，嘔吐，胸滿，腹脹，大便不實。

③ 丹梔消遙散 （氣滯痰阻）

組成：牡丹皮，梔子，柴胡，薄荷，當歸，白芍，白朮，茯苓，炙甘草。

功用：疏肝，健脾，和血，調經。

主治：肥胖，自汗，煩燥，易怒，極易疲勞。

④ 參苓白术散 （脾胃虛弱）

組成：人參，白朮，茯苓，甘草，白扁豆，蓮子肉，山藥，薏苡仁，砂仁，桔梗。

功用：健脾，益氣，和胃，滲濕。

主治：肥胖，食少便溏，胸脘悶脹，面色萎黃。

⑤ 五苓散 （脾腎陽虛）

組成：茯苓，豬苓，澤瀉，白朮，桂枝。

功用：溫陽，化氣，健脾，利水。

主治：肥胖，腹脹，便溏，小便不利，身體沉重，水腫。

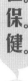

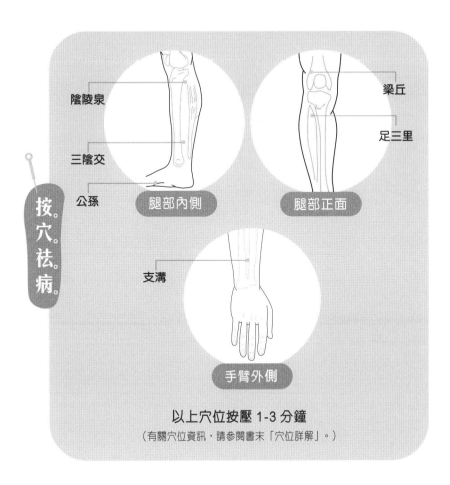

按。穴。祛。病。

陰陵泉

三陰交

公孫

梁丘

足三里

腿部內側

腿部正面

支溝

手臂外側

以上穴位按壓 1-3 分鐘

（有關穴位資訊，請參閱書末「穴位詳解」。）

全。方。位。保。健。

- 每星期最少做 3 次 30 分鐘的帶氧運動
- 少食生冷、肥膩及甜品。多吃水果、蔬菜
- 定時飲食，不暴飲暴食

第
一
章
·
整
體

第 二 章

心。

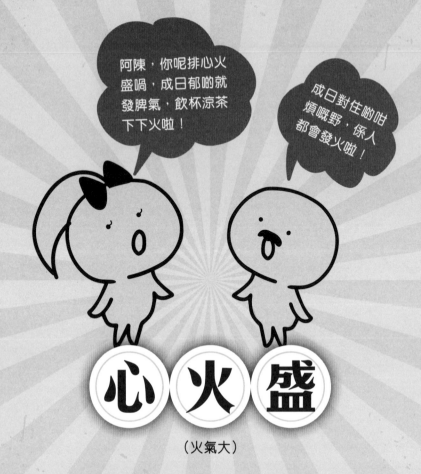

心火盛

（火氣大）

話。裏。藏。醫。

「心火盛」指煩躁、不安，不能控制自己的情緒，常常遷怒於他人。中醫認為，外界的一切人、事物和資訊都會引起人情緒的變化，繼而影響其五臟的功用。如果人的五志（五種情緒）過極，即精神受了很大或持久的刺激則會化生內火，火邪擾心，人便 神志不安、失眠、煩躁、譫語發狂 。故一般人所謂的心火盛與中醫指的心火盛其實是相似的。

心作為五臟六腑的主管，不但統領人的魂魄，也主管人的意志，心會直接受到喜樂這種情緒的影響，同時心若感受到憂傷的情緒，便會影響肺；心感受到思念這種情緒，便會影響脾；心感受到憤怒的情緒，便會影響肝；心感受到恐慌的情緒，便會影響到腎；所以喜、怒、思、悲、恐五志（五種情緒）都是由心所使然。

所謂「氣有餘為火」，指的就是內火。如果人的五志過極，即精神受了很大或持久的刺激則會化生內火，火邪的特性是向上炎灼，所以容易擾亂神明，也會耗氣傷津，生風動血，甚至形成腫瘍。火熱與心相應，心生血脈而藏神，故心火盛會至導致血熱。火邪擾心，人便會神志不安、失眠、煩躁、譫語發狂。

❶ 可吃西瓜、山竹等水果

❷ 清火湯

材料：蓮藕 1 節，雪梨 2 個，馬蹄 10 粒，甘蔗 100 克，生地黃 100 克，水 16 碗。

製法：材料去皮，切件，放入水中，煲滾後，先大火煲 10 分鐘，再中火煲 45 分鐘。

服法：每週 1~2 次。

適用：心煩不安，易怒，目赤而紅。

❸ 竹葉清心湯

材料：竹葉 15 克，蓮子心 15 克，水 4 碗。

製法：材料洗淨，放入水中，煲滾後，中火煲 20 分鐘。

服法：每週 1 次，症好即停。

適用：心火盛，口舌生瘡。

對證下藥。

① 瀉心湯

組成：大黃，黃連，黃芩。

功用：苦寒瀉火，燥濕清熱。

主治：黃疸，眼目赤腫，口舌生瘡，以及瘡瘍等。

② 導赤散

組成：生地黃，木通，甘草，竹葉。

功用：清心養陰，利水。

主治：心胸煩熱，口瘡，小便赤痛。

按穴祛病。

大陵　　　　　　　　　　勞宮

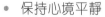

手腕內側

以上穴位按壓 1-3 分鐘

（有關穴位資訊，請參閱書末「穴位詳解」。）

全方位保健。

- 保持心境平靜
- 要發脾氣時應先洗臉或飲冷水，冷靜一下自己的情緒
- 常做深呼吸練習

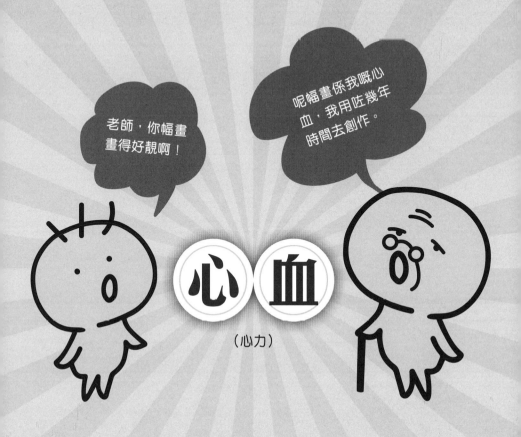

老師，你幅畫畫得好靚啊！

呢幅畫係我嘅心血，我用咗幾年時間去創作。

心血

（心力）

話。裏。藏。醫。

俗語中的「心血」，指人的精神、意識、思想的精華，亦指人花了許多時間、工夫、氣力而完成的東西。中醫認為，心是五臟六腑中最重要的部分，而血能營養和滋潤全身各個器官臟腑。有了血，人體的運動、感覺才能正常運作。有了血，心才可發揮其功能。故中醫講的心血和常人講的心血，完全吻合，都是人體不可缺少的物質，是人的精神之所在。

中。醫。細。説。

一直以來，心這個臟腑地位顯赫，被稱為君主之官，**主管人的思想、意識及五臟六腑**。中醫的藏象學說認為心的生理功用有兩方面：一、主管血脈；二、主管神志。人體全身的血液都靠心的搏動來運行，以滋養每個器官。脈就是血通行的管道，營氣推動血液，使它行於當行的管道中。所以心氣有動力，血液充沛，脈管通利，三者齊備，血液才可運行正常。血液運行暢順，人就有精神。

人的一舉一動，由心指揮。心正常，神志就正常。所以心肯定與人的創作、創造、思想有關。

為什麼人的創作、創造、思想又與血有關呢？因為中醫相信，血能營養和滋潤全身各個器官臟腑。有了血，人體的運動、感覺思考才能正常運作。心沒有血，又怎能正常運作呢？

食。以。養。生。

❶ 豬心養心燉湯

材料：豬心 1 個，人參 10 克，當歸 10 克，水 10 碗。
製法：將豬心洗淨去瘀血及膜，藥材略洗，加滾水，放於燉盅內，中火燉 3 小時。
服法：每週 1 次。
適用：心血少，心悸，神不守舍，心慌，健忘，心虛。

❷ 川芎雞湯

材料：母雞 1 隻，當歸 30 克，川芎 30 克，水 10 碗。
製法：藥材洗淨，雞汆水，切塊放入燉盅內，加入滾水燉 2 小時。
服法：每週 1 次。
適用：用腦過度，心神不集中，甚至頭暈。
注意：感冒人士忌服。

❸ 常吃櫻桃

① 歸脾湯

組成：白朮，茯神，黃芪，龍眼肉，酸棗仁，人
　　　參，木香，甘草，當歸，遠志。

功用：益氣補血，健脾養心。

主治：思慮過度，勞傷心脾，氣血不足，心悸怔
　　　忡，健忘不眠，盜汗虛熱，食少體倦，面色
　　　萎黃，便血；以及婦女崩漏，月經超前，量
　　　多色淡，或淋漓不止，帶下。

內關

神門

手臂內側

以上穴位按壓 1-3 分鐘

（有關穴位資訊，請參閱書末「穴位詳解」。）

- 一星期 3 次做帶氧運動，每次 30-45 分鐘
- 保持心境平靜
- 常做深呼吸運動以養神

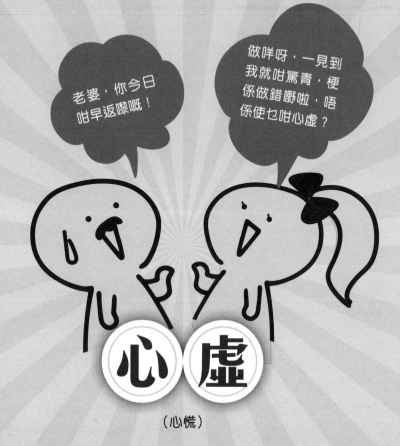

老婆，你今日咁早返嚟嘅！

做咩呀，一見到我就咁驚青，梗係做錯嘢啦，唔係使乜咁心虛？

心虛

（心慌）

話。裏。藏。醫。

「心虛」指慌張得不知所措，害怕會東窗事發的樣子。中醫認為心虛是一種病證，其表現就是 **心悸、驚恐**，這些症狀就好像說了謊，而又要刻意隱瞞事實的人，常常慌慌張張，不知所措。

中醫的病因病機理論指出,人體會生病主要是身體的正氣與外在或內在邪氣鬥爭的結果。心之所以會虛,通常是因為心的基本推動物質失衡,即氣血或陰陽缺乏。無論是氣血或陰陽偏虛,心虛的人都有同一症狀,就是心悸、驚恐。心氣虛,推動無力,神思衰弱、反應遲緩,容易冒汗。心血不足則血不養心,心失所養則心動不安,病人自覺心跳,不安、易驚、精神恍惚、難以集中;心陰不足,不能潛陽,虛火內生引致神志不寧、虛煩不眠;心陽虛,常會自汗,甚數大汗淋漓,血液循環無力,運行不暢,會心動失常及氣喘。

① 糯米龍眼粥

材料:糯米 1 碗,龍眼肉 20 克,水 30 碗。

製法:糯米及 10 克龍眼肉放入水中,煲滾後,大火煲 20 分鐘,轉小火煲 30 分鐘,冉加入 10 克龍眼肉,再煲 30 分鐘。

服法:每週 1~2 次。

適用:心虛,心怯,失眠。

② 百合蛋花飲

材料:百合 30 克,雞蛋 1 隻,砂糖少許,水 4 碗。

製法:百合浸於 1 碗水內 1 小時,再煲約 30 分鐘至,加入雞蛋,加砂糖調味。

服法:每日 1 次,睡前服。

適用:坐立不安寧,心神恍惚。

③ 珍珠粉茶

材料:珍珠粉末 2 茶匙,滾水 1 碗。

製法:珍珠粉末放入大滾水 1 碗之中,焗 30 分鐘。

服法:每日 1 次,症好即停服。

適用:心虛,心慌。

對。證。下。藥。

❶ 養心湯（心氣虛）

組成：黃芪，茯神，茯苓，當歸，川芎，半夏麴，炙甘草，柏子仁，炒酸棗仁，遠志，五味子，人參，肉桂。

功用：補氣養血，養心，安神定志。

主治：氣短，心悸，失眠，自汗。

❷ 四物湯（心血虛）

組成：當歸，川芎，白芍，熟地黃。

功用：補血調血。

主治：心悸，面色不華，疲倦乏力。

❸ 天王補心丹（心陰虛）

組成：生地黃，人參，丹參，玄參，茯苓，五味子，遠志，桔梗，當歸，天冬，麥冬，柏子仁，酸棗仁。

功用：滋陰清火，養心安神。

主治：心悸，心煩，不寐，便乾，口瘡，健忘。

❹ 桂枝甘草龍骨牡蠣湯（心陽虛）

組成：桂枝，甘草，龍骨，牡蠣。

功用：溫補心陽，安神定志。

主治：氣短，心悸，形寒肢冷。

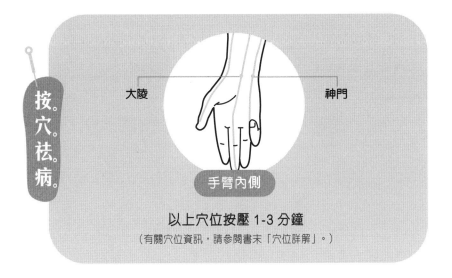

大陵　　　　　　　　神門

手臂內側

以上穴位按壓 1-3 分鐘

（有關穴位資訊，請參閱書末「穴位詳解」。）

全。方。位。保。健。

- 做適當的帶氧運動
- 保持心境平和
- 多練習深呼吸、太極或瑜伽
- 減少勞慮及外界刺激
- 失血後要注意補血

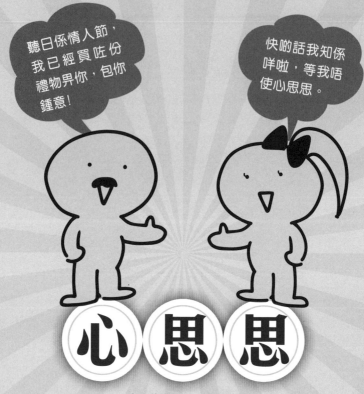

聽日係情人節，我已經買咗份禮物畀你，包你鍾意！

快啲話我知係咩啦，等我唔使心思思。

心思思

（時常掛念、思考）

話。裏。藏。醫。

「心思思」指時常掛念、思考、推敲，不肯罷休。中醫理論指出，心除了主管血脈，同時還主管神志及思想。心的功用正常，人的精神振奮、神志清晰、思考敏捷，對外界資訊的反應便靈敏。否則，會出現失眠、多夢、神志不清、狂言亂語，或健忘、精神萎靡等問題。因此，中國人一直重心、輕腦，就連分析人思想的學科亦稱為心理學，而非腦理學。故坊間「心思思」的用法與中醫原理不謀而合。

早在五千多年前，中醫已經明白到心不只是一個推動血液循環的器官，而是具有思想的臟腑。心這個臟腑，有如帝王一樣，統領人體全身的五臟六腑，心的功用有兩方面：**主管血脈和主管神志**。

心臟每秒都在搏動，把血液及血液中的養分輸送到全身，發揮滋養作用。心氣充沛，心率、心力及心律才會正常，心血充足，脈管暢通，有利於血液的循行。否則，定會造成氣血瘀滯，面色灰暗。

心同時也主管人的精神、意識及所有思維活動。雖然這三方面也是大腦的生理功用所在，但大腦對外界事物會有所反應亦是由心指揮。人與外界接觸，接收外界的資訊，其實全部是由心來控制的。

心統領五臟、魂魄及意志。
心感到憂慮，通過大腦傳遞資訊，肺就會有反應。
心有所思念，脾就會有反應。
心感到憤怒，肝就會有反應。
心感到恐慌，腎就會有反應。
心可直接感受喜樂。

所以五志（喜、怒、悲、思、恐）均與心有關。因此，心的功用正常，人則精神振奮、神志清晰、思考敏捷，對外界資訊的反應便靈敏。否則，會出現失眠、多夢、神志不清、狂言亂語，或健忘、精神萎靡等問題。

近年，西方醫學家也發現某些病人做過心臟移植手術後，腦中常會有一些捐贈心臟人士的記憶，一個從來不吃咖喱的人，換了一個印度人的心後，愛上了吃咖喱。一個本來不吃肉的人，換了一個「食肉獸」的心之後，喜歡了吃肉。新心臟影響了接受換心臟人士的生活及精神，同時證明心確實可以影響人類的思想。

食以養生

❶ 茯神湯

材料：茯神 10 克，龍眼肉 20 克，山藥 20 克，水 10 碗。

製法：藥材洗淨，放入水中，煲滾後，大火煲 10 分鐘，轉中火煲 45 分鐘。

服法：每週 2 次。

適用：心神不寧，思慮繁多。

❷ 靈芝豬心

材料：豬心 1 個，靈芝粉 15 克，薑少許，水 4 碗。

製法：豬心洗淨去瘀血及膜，與靈芝粉同放於湯碗內加入滾水，隔水蒸 45 分鐘。

服法：每週 1~2 次。

適用：心悸，心慌，健忘。

❸ 紅蘿蔔蜜飲

材料：紅蘿蔔 1 條，柑 1 個，蘋果 1 個，雞蛋 1 隻，蜂蜜少許。

製法：將紅蘿蔔、柑及蘋果洗淨去皮，榨汁，加入雞蛋，可加蜂蜜調味。

服法：每週 2~3 次。

適用：心煩意亂。

對證下藥

❶ 桂枝甘草龍骨牡蠣湯（心陽虛）

組成：桂枝，甘草，龍骨，牡蠣。

功用：溫補心陽，安神定志。

主治：氣短，心悸，形寒肢冷。

❷ 天王補心丹（心陰虛）

組成：生地黃，人參，丹參，玄參，茯苓，五味子，遠志，桔梗，當歸，天冬，麥冬，柏子仁，酸棗仁，朱砂。

功用：滋陰清火，養心安神。

主治：心悸，心煩，不寐，便乾，口瘡，健忘。

❸ 炙甘草湯（又名復脈湯）（心陰陽虛）

組成：炙甘草，生薑，人參，生地黃，桂枝，阿膠，麥冬，火麻仁，大棗。

功用：益氣滋陰，補血復脈。

主治：① 脈結或代，心動悸，體羸氣短。

② 虛勞肺痿，乾咳無痰，或咯痰不多，痰中帶有血絲，形瘦氣短，虛煩眠差，自汗或盜汗，咽乾舌燥，大便難，或虛熱時發。

❹ 礞石滾痰丸（痰火）

組成：金礞石，沉香，大黃，黃芩。

功用：瀉火除痰。

主治：狂躁不安，癲狂驚悸，怔忡昏迷。

❺ 血府逐瘀湯（瘀血）

組成：桃仁，紅花，當歸，生地黃，川芎，赤芍，牛膝，桔梗，柴胡，枳殼，甘草。

功用：活血祛瘀，行氣止痛。

主治：胸痛，頭痛日久不癒，痛如針刺而有定處，或呃逆日久不止，或飲水即嗆，乾嘔，內熱瞀悶，心悸怔忡，夜不能睡，夜寐不安，急躁善怒，入暮潮熱。

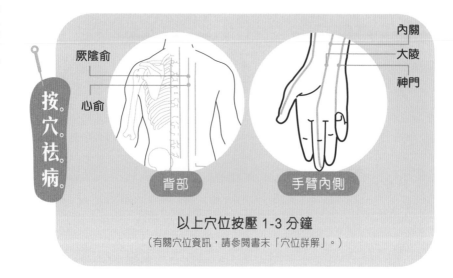

按穴祛病。

厥陰俞

心俞

背部

內關

大陵

神門

手臂內側

以上穴位按壓 1-3 分鐘

（有關穴位資訊，請參閱書末「穴位詳解」。）

全方位保健。

- 多做帶氧運動，如快步走、游泳、太極等
- 多種花草，唱唱歌，跳跳舞，怡情養性
- 有問題時多與朋友傾訴

頭先開會簡直好似癡癡呆呆坐埋一枱！

係喎！大家都唔記得晒上次傾咗啲咩！

癡癡呆呆坐埋一枱

（集體犯傻）

話。裏。藏。醫。

「癡癡呆呆坐埋一枱」指一群人集體犯傻，像患了癡呆病一樣，中醫認為癡呆病的症狀除 反應遲鈍 外，亦包括 失憶、不懂運算、動作笨拙、表情呆滯 等。

中醫細說

癡呆病常見於 65 歲以上的老年人群，故常名為老人癡呆病。此病的特性為善忘，患者對近日發生的事情記憶不清，平時經過的事情記憶不全，甚至發展為一些經常勝任的事都忘得一乾二淨，但對久遠的事卻記憶尚存。

患者亦常見表情貧乏，對週圍的事情漠不關心，不能處理日常生活。情緒變化莫測，或抑鬱寡言，或亢奮哭笑，甚至有攻擊行為，出現妄想、幻聽等。

CT 掃瞄腦部可見腦萎縮，腦回狹小，腦溝增寬，腦動脈輕度脫變。中醫認為癡呆病的病位在腦，與心、肝、脾、腎功能失調關係密切。腎主管骨骼及滋生骨髓，如果腎精虧損，會導致腦髓空虛，神機失控，陰陽失調終致腦笨，動作愚鈍。年老體虛，氣血不足，心血不生，心氣虛衰，由於心主管神明，心失所養會令致神明失司，精神渙散，人亦會呆滯及善忘。情緒抑鬱，肝鬱氣滯，氣滯引起血瘀、痰結，日久肝鬱化火，痰火互結，則會擾亂心神。

食以養生

❶ 鳳梨炒瘦肉

材料：新鮮鳳梨（菠蘿）肉 200 克，瘦肉 100 克。

製法：瘦肉切片加鹽、油、粟粉調味，鳳梨切件用鹽水略浸，先炒熟瘦肉再加鳳梨件炒 2 分鐘，再加少許糖調味即成。

服法：一週 2 次。

適用：癡呆。

❷ 合桃蓮子羹

材料：合桃 2 碗，蓮子半碗，米 4 湯羹，鹽 1 茶匙，水 10 碗，片糖 4 塊。

製法：把合桃放入滾水及鹽中焓 5 分鐘，瀝乾，合桃炸香，加入 2 碗水，用攪拌機磨碎，待用。蓮子及米分別加入 1 碗水，用攪拌機磨碎，待用。先用 6 碗水煲滾，加入片糖溶化，再加入合桃糊煲滾後，再加入米糊、蓮子糊煲滾即成。

服法：一週 2~3 次。

適用：癡呆，心煩。

③ 枸杞子羊腦湯

材料：枸杞子 30 克，豬腦或羊腦 1 個，水 8 碗。

製法：羊腦洗淨，切件，加入枸杞子及滾水 8 碗，
燉 2 小時即成。

服法：一週 1 次。

適用：老人癡呆，記憶減退。

對。證。下。藥。

① 七福飲

組成：熟地黃，當歸，人參，白朮，炙甘草，遠
志，酸棗仁。

功用：補腎益髓，填精養神。

主治：記憶力和計算力明顯減退，頭暈耳鳴等。

② 還少丹

組成：熟地黃，枸杞子，山茱萸，肉蓯蓉，巴戟
天，小茴香，杜仲，牛膝，楮實子，茯苓，
山藥，大棗，石菖蒲，遠志，五味子。

功用：補腎健脾，益氣生精。

主治：不思飲食，發熱盜汗。

③ 洗心湯

組成：人參，甘草，半夏，陳皮，附子，茯神，酸
棗仁，神曲，石菖蒲。

功用：健脾化濁，豁痰開竅。

主治：表情呆鈍，智力衰退等。

④ 通竅活血湯

組成：赤芍，川芎，桃仁，紅花，麝香，老葱，鮮
薑，大棗，酒。

功用：活血化瘀，開竅醒腦。

主治：表情遲鈍，言語不利，善忘。

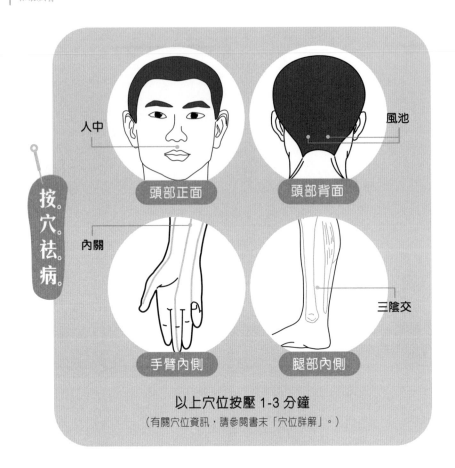

按。穴。祛。病。

人中

頭部正面

風池

頭部背面

內關

手臂內側

三陰交

腿部內側

以上穴位按壓 1-3 分鐘

（有關穴位資訊，請參閱書末「穴位詳解」。）

全。方。位。保。健。

- 進行定期智能測驗
- 生活規律化
- 飲食要均衡而富營養
- 多參加群體活動，開放心懷
- 定期參加健腦遊戲
- 保持充足睡眠

第 三 章

肝。

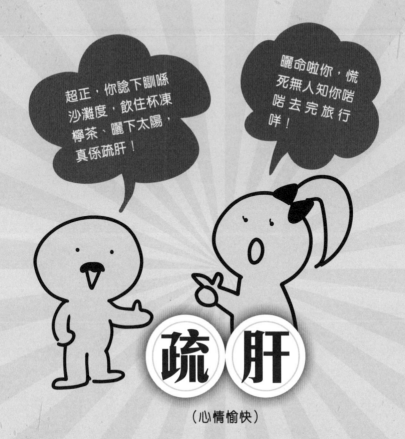

超正，你諗下瞓喺沙灘度，飲住杯凍檸茶、曬下太陽，真係疏肝！

攞命啦你，慌死無人知你咁咁去完旅行咩！

疏肝

（心情愉快）

話。裏。藏。醫。

「疏肝」指舒服，開心，**飄飄欲仙**，很快樂的樣子。中醫認為，病人如果情緒不佳，會使肝失疏泄，形成肝鬱，這類病人需要疏肝解鬱，肝氣一經疏導，病人心情就會好轉。

肝的其中一個主要功用是主管疏泄（即疏通和升泄人體的氣機）及調節人的情志活動。如果肝的運作正常，氣機暢達，則氣血調和，經絡暢利，人體自然健康，人也自然會心情愉快。

反之，如果肝失疏泄，氣機的升發出現阻礙，氣機便會鬱結，胸脅脹滿，心情易於抑鬱，悶悶不樂隨之而生。同樣地，如果人遭遇不快的事情，心情不佳，氣機容易鬱滯，便會產生肝鬱的問題，影響全身氣血的運行，產生病變，如影響消化、胸脅痛、月經不調、腫瘤等。

❶ 常吃柳橙及橘子，疏導肝氣

❷ 佛手飲

材料：佛手柑 20 克，白糖 10 克（可按個人口味調教），水 500 毫升。

製法：佛手柑切碎，與白糖同放入滾水中焗 20 分鐘。

服法：每天作茶飲用。

適用：心情不佳，悶悶不樂。

❸ 桂枝疏肝飲

材料：桂枝 15 克，枳殼 10 克，大棗 5 枚，水 4 碗，薑少許。

製法：桂枝、枳殼、大棗加水浸 1 小時，煲滾後轉小火煲約 30 分鐘，加薑即成。

服法：每週 1 次，症好即停。

適用：抑鬱不舒，心中惱懊。

對。證。下。藥。

❶ 柴胡疏肝散

組成：陳皮，柴胡，川芎，香附，枳殼，白芍，炙甘草。

功用：疏肝行氣，和血止痛。

主治：脅肋疼痛，寒熱往來。

❷ 逍遙散

組成：柴胡，當歸，白芍，白朮，茯苓，甘草，薄荷，煨薑。

功用：疏肝解鬱，健脾和營。

主治：兩脅作痛，寒熱往來，頭痛目眩，口燥咽乾，神疲食少，月經不調，乳房作痛。

按。穴。祛。病。

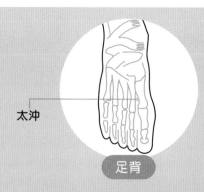

太沖

足背

以上穴位按壓 1-3 分鐘

（有關穴位資訊，請參閱書末「穴位詳解」。）

全。方。位。保。健。

- 每天做三件能使自己快樂的事
- 常懷感恩的心，多花時間去想自己擁有的美好東西
- 多種花草，唱唱歌，跳跳舞，怡情養性
- 多幫助別人，助人為快樂之本
- 多做帶氧運動，如快步走、游泳、太極等
- 有煩惱時多與朋友傾訴

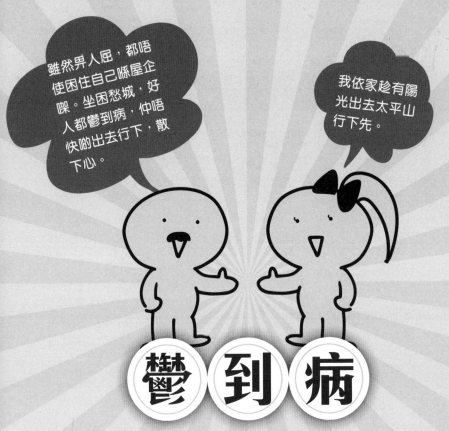

鬱到病

（坐困愁城，不開心而致病）

「鬱到病」指遭受屈辱或委屈，終日悶悶不樂而致病；又或指人時常足不出戶，把自己困在家中與世隔絕，沒有與人溝通，易鑽牛角尖而致病。中醫認為，「百病生於氣」，人體氣血沖和才會健康快樂，一有任何鬱逆，便會生病。人的情緒波動過激，就會使肝的氣機失調不暢而致氣鬱，氣逆或氣滯。氣鬱日久不免會衍生出濕、痰、熱、血及食鬱等諸多問題。

中醫細說

人受到屈辱及委屈，一定會有不開心的情緒，再加上沒有人開解，每日面對家中四牆，情緒只會更差！此情緒若不能及時開解，便會影響肝，形成「鬱證」，因為中醫認為肝最容易被情緒影響。肝的氣機鬱結，會導致脇痛兼噯氣，若氣鬱日久便會化火，火熱使人更易動怒，口苦口乾，大便秘結亦隨之而生。氣機不暢，影響消化及水份代謝，所以肝鬱日久會引起痰鬱，病人自覺喉中有異物，但在 X 光底下卻沒發現任何東西。

除了外在因素引起鬱證外，鬱證亦有因為正氣不足而引起。比如人思慮過多，心氣不足，不能養心，便會引致精神恍惚，心神不寧，甚至悲憂善哭等症狀。又如人脾胃虛弱，不能生化氣血，氣血不足，再加上日常工作繁多，多思多慮，心脾兩虛，以致失眠健忘，心悸膽怯，神疲怠倦，面色萎黃，亦算是鬱虛中的虛症。年老人士因腎陰耗損，亦易產生鬱證，易心煩易怒，兼且頭暈、腰膝酸軟。

食以養生

❶ 合歡花飲（氣滯）

材料：合歡花 1 茶匙，滾水 1 杯。

製法：將合歡花洗淨，放入大滾水，焗 20 分鐘即成，可加蜂蜜調味。

服法：常服。

適用：鬱悶，心情不佳，心煩，怠倦。

❷ 蓮心茶（氣鬱化火）

材料：蓮子心 20 克，水 2 碗。

製法：將蓮子心洗淨，用水浸 30 分鐘，煲至大滾後轉中火再煲 15 分鐘。

服法：睡前服 1 杯。

適用：心煩，口渴，吐血，遺精，目赤腫痛。

❸ 紅棗小麥粥（心氣虛）

材料：紅棗 10 粒，小麥 1 碗，甘草 10 克，水 15 碗。

製法：以上材料放入水中，煲滾後轉中火再煲 1 小時即成。

服法：一週 2~3 次

適用：健忘，心煩，失眠，鬱悶不安。

❹ 龍眼棗仁茶（心脾兩虛）

材料：龍眼肉 2 茶匙，酸棗仁 10 克，水 5 碗。

製法：酸棗仁放水中浸 30 分鐘，煲滾後轉中火再煲 10 分鐘，加龍眼肉再煲 20 分鐘。

服法：早晚各 1 次。

適用：用腦過度，心神恍惚，鬱鬱不樂。

❺ 百合燉龜（陰虛）

材料：百合 60 克，紅棗 30 克，龜肉 200 克，水 10 碗。

製法：將龜切件與百合及紅棗放入燉盅內加滾水，燉 3 小時，加調味即成。

服法：一週 1 次。

適用：中老年人失眠，煩燥易怒，頭暈眼花，腰膝酸軟。

❻ 可吃黑朱古力、火龍果、香蕉、開心果

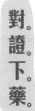

對。證。下。藥。

❶ 柴胡疏肝散

組成：柴胡，白芍，炙甘草，香附，川芎，陳皮，枳殼。

功用：疏肝行氣，和血止痛。

主治：骨肋疼痛，寒熱往來。

❷ 丹梔消遙散

組成：當歸，白芍，白朮，柴胡，炙甘草，茯苓，
煨薑，薄荷，牡丹皮，梔子。

功用：清肝瀉火，解鬱和胃。

主治：煩躁易怒，自汗，頭痛目澀。

❸ 半夏厚朴湯

組成：半夏，厚朴，紫蘇葉，茯苓，生薑。

功用：化痰理氣解鬱。

主治：咽中如有物阻，咯吐不出，吞嚥不下，胸膈
滿悶。

❹ 甘麥大棗湯

組成：甘草，浮小麥，大棗。

功用：養心安神，和中緩急。

主治：精神恍惚，常悲傷欲哭，心中煩亂。

❺ 歸脾湯

組成：人參，黃芪，白朮，茯神，酸棗仁，龍眼
肉，木香，炙甘草，當歸，遠志。

功用：健脾養心，益氣補血。

主治：思慮過度，勞傷心脾，氣血不足，心悸怔
忡，健忘不眠，盜汗虛熱，食少體倦，面色
萎黃。

❻ 滋水清肝飲

組成：熟地黃，山茱萸，茯苓，當歸，山藥，牡丹
皮，澤瀉，白芍，柴胡，梔子，酸棗仁。

功用：滋陰清熱，鎮心安神。

主治：脅肋脹痛，咽乾口燥。

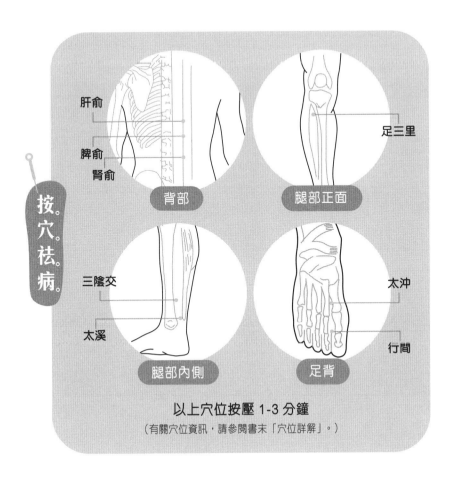

肝俞

脾俞

腎俞

背部

足三里

腿部正面

三陰交

太溪

腿部內側

太冲

行間

足背

以上穴位按壓 1-3 分鐘

(有關穴位資訊,請參閱書末「穴位詳解」。)

全。方。位。保。健。

- 有問題時多與朋友傾訴
- 唱唱歌,跳跳舞,種種花以陶冶性情
- 多做運動,消消氣
- 發展自己各項的才藝,嘗試新事物

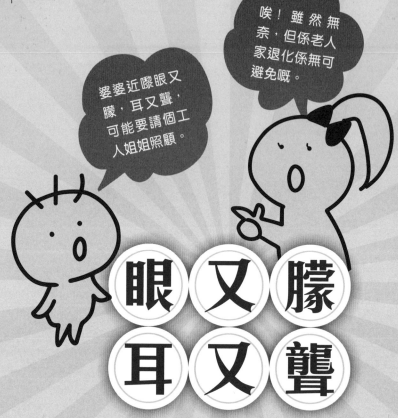

婆婆近嚟眼又矇，耳又聾，可能要請個工人姐姐照顧。

唉！雖然無奈，但係老人家退化係無可避免嘅。

眼又矇 耳又聾

（視力模糊，聽力減弱）

話。裏。藏。醫。

「眼又矇，耳又聾」指 **視力模糊，聽力減弱**，通常用來形容老年人。中醫認為，隨着人的年紀漸長，各項機能均會續漸退化，尤其肝腎明顯不足，肝會影響眼睛，而腎會影響耳。老花開始出現，嚴重的會有白內障（中醫名為圓翳內障），即眼前出現位置固定的點、條或圓盤狀陰影，近觀尚可，視遠昏暗，或明處可見，暗處模糊，最後人物不辨，只見光影，眼睛的晶狀體漸漸被白翳蒙蔽，直至全變混濁。年紀大，聽覺亦會減退，常見有耳鳴或耳聾等問題。

中醫認為老年人易有白內障及／或耳鳴、耳聾問題的原因眾多，但不外乎機能出現退行性變化，原因包括：

● **肝腎虧虛**：根據藏象學說，眼睛是肝臟的窗口，而耳是腎的窗口，所以肝腎機能因年老減弱，必定會影響視力及聽力。

● **脾氣虛弱**：脾氣推動五臟六腑的精氣，使七竅活動自如。如果脾虛精虧，便無法使眼明耳聰。

● **肝熱上擾**：如肝鬱化火生熱，會向上炎燔焯，清竅被蒙，擾亂視力及聽力。

● **陰虛挾濕熱**：如患者陰血虧虛，又加上體內有濕熱，眼睛缺乏津血滋養，更被濕熱鬱積腸胃，熱氣上升，亦會產生白內障。

● **外感風熱**：外感風熱邪氣嚴重，常會影響耳竅，引致耳閉、耳鳴或耳聾。

❶ 平日多吃杞子、葡萄及覆盆子

❷ 益腎山藥湯

　　材料：五味子、女貞子、枸杞子、菟絲子、山藥各
　　　　　15 克，水 5 碗。
　　製法：將以上材料浸水 30 分鐘，大火煲滾後轉小
　　　　　火煲約 45 分鐘，即成。
　　服法：一週 1~2 次。
　　適用：白內障，眼花撩亂，頭暈失眠。

❸ 雙子汁

材料：五味子汁、桑椹汁各 100 毫升。

製法：將雙子汁混合，即可飲用。

服法：每日喝 200 毫升。

適用：老年性白內障。

注意：感冒忌服。

❹ 黨參炖乳鴿

材料：乳鴿 1 隻，黨參、黃芪各 30 克，山藥 50 克。

製法：將上述材料洗淨後放入 12 碗水中，大火煲
滾後轉小火煲 1 小時，加入少許鹽即成。

服法：一週 1~2 次。

適用：體弱，耳鳴耳聾。

❺ 熟地黃牛骨髓湯

材料：牛骨髓 60 克，熟地黃 100 克，蜜糖少許。

製法：將牛骨髓、熟地黃用 10 碗水煲滾後，轉小
火煲 80 分鐘，加入蜜糖即成。

服法：一週 1 次。

適用：虛勞，消疲，耳鳴耳聾。

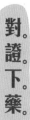

對。證。下。藥。

① 杞菊地黃丸

組成：熟地黃，山藥，茯苓，牡丹皮，澤瀉，山茱
萸，枸杞子，菊花。

功用：補益肝腎。

主治：視力模糊，兩目昏花。

② 補中益氣湯

組成：黃芪，炙甘草，人參，當歸，陳皮，升麻，
柴胡，白朮。

功用：補脾益氣。

主治：視力模糊，氣虛乏力。

3 石決明散

組成：石決明，決明子，羌活，梔子，大黃，荊
　　　芥，木賊，青箱子，白芍，麥冬。

功用：清熱平肝。

主治：肝熱上擾，視力模糊。

4 甘露飲

組成：熟地黃，麥冬，麩炒枳殼，炙甘草，茵陳，
　　　枇杷葉，石斛，黃芩，生地黃，天冬。

功用：滋陰清熱。

主治：陰虛夾濕熱，視力模糊。

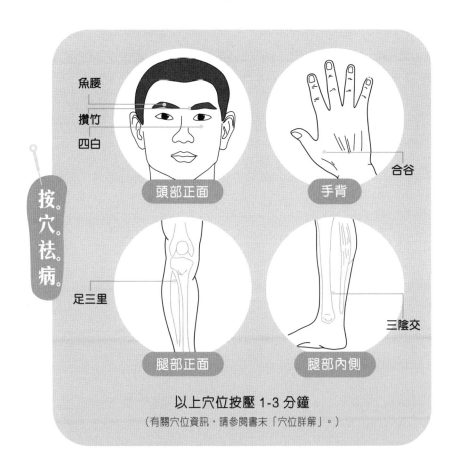

魚腰
攢竹
四白
頭部正面

合谷
手背

按穴祛病

足三里
腿部正面

三陰交
腿部內側

以上穴位按壓 1-3 分鐘

（有關穴位資訊，請參閱書末「穴位詳解」。）

全。方。位。保。健。

- 早睡早起
- 多做眼保健操：眼晴向上、向下、向右、左右望各 30 下。然後向右打圈及向左打圈 30 下。
- 少油多菜，少辣多果
- 多吃維他命 A 及 C 食物，如紅蘿蔔；多吃植物性蛋白質食物，如黃豆、黑豆
- 多按摩耳廓
- 如有任何不適，立刻求醫

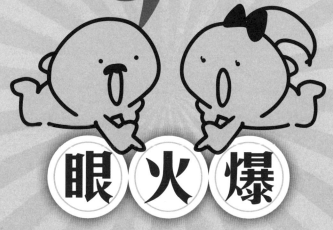

唉！你睇下，阿澤最近唔知做咩，人哋叫凍奶茶佢就沖咗凍咖啡，餐蛋麵就整咗腿蛋麵，話極都係咁。

係啊，睇見就眼火爆呀！

眼火爆

（怒火中燒）

話。裏。藏。醫。

「眼火爆」形容人怒火中燒，怒火好像要從眼中噴出來一樣。中醫認為，肝臟與眼睛的關係非常密切，人若憤怒，肝火上炎，便會引起眼睛紅赤火熱。坊間俗語與中醫理論又一次互相吻合。

中醫細說

眼睛可以說是肝的視窗，**反映肝的健康狀況**。人的視力有賴於肝氣的疏泄及肝血的營養，所以，人若憤怒，肝火上炎，便會引起眼睛紅赤火熱。但多數醫家指出五臟六腑的精氣，都會上達於目，指明眼睛與五臟六腑均有內在的聯繫。五輪學說更明確地指出，眼瞼為肉輪屬脾，目眥（即眼角）為血輪屬心，白睛為氣輪屬肺，黑睛為風輪屬肝，瞳孔為水輪屬腎。

由此看來，五臟六腑有火，均會向上影響眼睛，眼的灼熱感反映內臟有問題。中醫把人體視為一個整體，從五行學說來講，木（肝）生火、火（心）生土、土（脾）生金、金（肺）生水，水（腎）生木；木剋土、土剋水、水剋火，火剋金、金剋土。鬱怒傷肝，肝火上炎，可以犯肺，（木侮金）。肝有病可以傳脾（木剋土），肝火會引致心火（木生火），腎陰、肝陰不足，會致肝陽上亢（水不涵木）。

食以養生

❶ 桑菊飲

材料：桑葉 20 克，菊花 20 克，水 8 碗。

製法：材料先略洗，加入水中，煲滾後轉小火煲 30 分鐘，可飲用或稍涼後用來敷眼。

服法：每日飲 1 次，敷眼 1~2 次。

適用：眼乾，眼澀，眼熱如有火。

❷ 蒜泥青瓜

材料：青瓜 1 條，蒜頭少許，鹽、熱油少許。

製法：將青瓜及蒜頭用刀拍碎，切小粒，加入熱油及鹽即成。

服法：每日 1 次。

適用：眼熱，目赤腫痛；老少咸宜。

注意：脾胃虛寒者慎用。

③ 西瓜皮飲

材料：西瓜皮數件，水 10 碗。

製法：將西瓜皮切成小粒，放入水中。煲滾後，大火煲 10 分鐘，再轉中火煲 20 分鐘。

服法：每週 1~2 次。

適用：熱邪攻眼，眼部發炎。

④ 莧花粥

材料：黃花菜、米、馬齒莧各 30 克。

製法：將材料加 10 碗水，煲滾後轉小火煲 30 分鐘，去渣留汁。加入白米 30 克，煲至稀爛即成。可加入少許白糖調味。

服法：一週 1~2 次。

適用：眼有紅根，眼部灼熱。

對。證。下。藥。

① 退赤散（肺熱為主）

組成：桑白皮，甘草，牡丹皮，黃芩，天花粉，桔梗，赤芍，當歸尾，瓜蔞子，麥冬。

功用：清熱潤肺，化瘀班。

主治：白睛血斑，口乾痰黃。

② 知柏地黃湯（腎陰不足）

組成：熟地黃，山茱萸，山藥，澤瀉，牡丹皮，茯苓，知母，黃柏。

功用：滋陰瀉火，化瘀班。

主治：白睛血斑，頭暈目赤。

③ 清肝引經湯（肝火為主）

組成：當歸，白芍，生地黃，牡丹皮，梔子，黃芩，川楝子，茜草，白茅根，牛膝，甘草。

功用：清肝瀉火，化瘀班。

主治：白睛溢血，心煩，脅痛，頭暈，耳鳴。

4 除濕湯（脾熱為主）

組成：連翹，滑石，車前子，枳殼，黃芩，黃連，
木通，甘草，陳皮，荊芥，茯苓，防風。

功用：清瀉脾胃濕熱。

主治：眼胞紅腫。

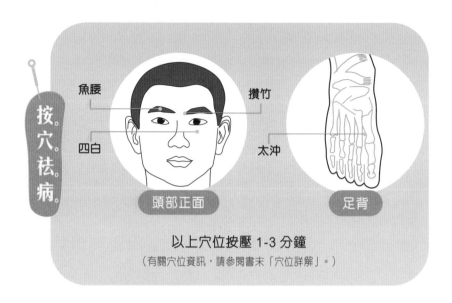

按穴祛病

魚腰　　攢竹

四白　　太沖

頭部正面　　足背

以上穴位按壓 1-3 分鐘

（有關穴位資訊，請參閱書末「穴位詳解」。）

全方位保健

- 保持心境開朗，多想開心的事
- 少吃油炸、烤焗、肥膩食品
- 注意眼睛的清潔
- 洗手前切勿用手揉眼
- 多做健眼操：眼睛向上、向下、向右、左右望各 30
  下。然後向右打圈及向左打圈 30 下。

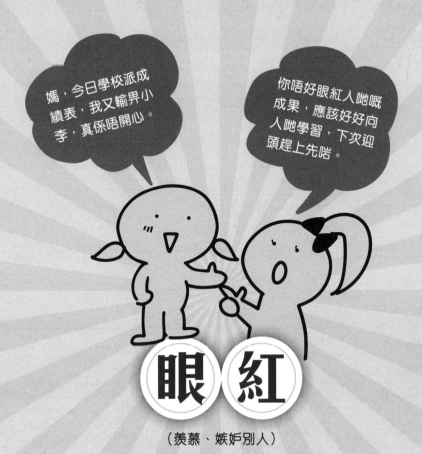

媽，今日學校派成績表，我又輸畀小李，真係唔開心。

你唔好眼紅人哋嘅成果，應該好好向人哋學習，下次迎頭趕上先啱。

眼 紅

（羨慕、嫉妒別人）

話。裏。藏。醫。

「眼紅」指對別人的成果或狀況又羨慕，又嫉妒，深深不忿。眼睛發紅，是紅眼症的症狀之一，中醫稱為天行赤眼或天行赤眼暴翳，相當於西醫的急性傳染性結膜炎或角膜炎。此病主要因 **肝膽鬱熱** 或 **肺胃有熱** 引起。一個人如果時常妒忌別人，心有不甘，這種情緒會影響肝，使肝膽鬱熱，有機會影響眼睛的健康，但不一定會引致紅眼症。

中醫細說

一直以來，中醫都堅信五臟六腑的健康與人類的五官能否健康地運作有密切的關係。肝會影響眼睛，心會影響舌頭，脾會影響口，肺會影響鼻，腎會影響耳。此外，肝主管人情緒的疏泄，並易被憤怒的情緒所影響。

眼皮紅腫，白睛有紅絲或泛紅，甚至黑睛有小斑點出現是紅眼症的症狀，中醫稱天行赤眼或天行赤眼暴翳。中醫五輪學說指出，眼的內、外眥（眼角）與心相關，眼的黑睛與肝相關，眼的瞳孔與腎相關，白睛與肺相關，眼瞼與脾胃相關。如多吃油炸、烤焗食品，睡眠不足，煙酒過多，少喝水等；或遇上流行性、傳染性高的厲氣（病毒、細菌），外襲眼部亦會發生紅眼的情況。

食以養生

❶ 芫冬湯

材料：芫荽 2 條，冬瓜 250 克，水 20 碗。

製法：將冬瓜切片，放入鑊中，加入薑葱同炒 10 分鐘。加入水大滾後，轉中火煲 40 分鐘，再加入芫荽煲 5 分鐘，加鹽即成。

服法：一週 1~2 次。

適用：急性結膜炎。

❷ 決明清肝飲

材料：菊花 200 克，石決明 100 克，車前子 15 克，蜂蜜適量。

製法：以上藥材洗淨，放入水中，煲滾後轉中火煲 40 分鐘，隔渣後加入蜂蜜即成。

服法：以此代茶，連服 3~4 日。

適用：紅眼病。

❸ 香花湯

材料：野菊花、茉莉花、乾雞蛋殼各 20 克，水 6 碗。

製法：材料放入水中，大滾後轉中火煲 30 分鐘，隔渣飲用。

服法：每日飲用 1~2 次。

適用：目赤腫痛，眼分泌物增多。

❹ 桑葉豬肝湯

材料：桑葉 15 克，豬肝 100 克，水 3 碗。

製法：將豬肝切片，用生抽、鹽、生粉及油略醃 15 分鐘。將水煲滾後轉小火，放入材料煲 10 分鐘，豬肝熟後即成。可加入鹽作調味。

服法：每週 1 次。

適用：疏風清熱，養肝明目。

對。證。下。藥。

❶ 驅風散熱飲子

組成：連翹，牛蒡子，羌活，薄荷，大黃，赤芍，防風，當歸尾，甘草，川芎，梔子。

功用：疏風散邪，兼以清熱。

主治：流行性病毒，目赤疼痛。

❷ 瀉肺飲

組成：石膏，赤芍，黃芩，桑白皮，枳殼，木通，連翹，荊芥，防風，梔子，白芷，羌活，甘草。

功用：清熱瀉火，清熱涼血，解毒散邪。

主治：急性結膜炎。

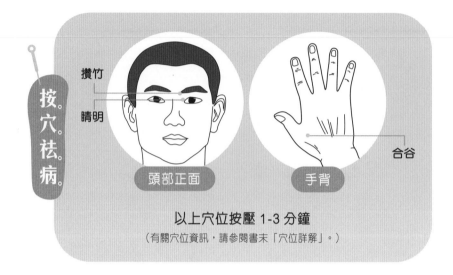

攢竹

晴明

頭部正面

合谷

手背

以上穴位按壓 1-3 分鐘

（有關穴位資訊，請參閱書末「穴位詳解」。）

按穴祛病

全方位保健

- 不要用別人用過的毛巾擦眼睛
- 洗手後方可揉眼睛
- 少吃煎炸烤焗、油膩的食品
- 戒煙戒酒
- 游泳後徹底沖洗眼睛

哇,救命呀!

咁大架車駛埋嚟,你仲衝出馬路,你係發雞盲定係嫌命長呀?

發雞盲

（橫衝直撞）

「發雞盲」指人橫衝直撞,好像看不見東西似的。中醫所講的發雞盲即 雀目病,以 夜間視物不清 為主症,但坊間所謂的發雞盲是泛指視物不清、亂衝亂撞的人,範圍更廣。

發雞盲就是中醫所指的雀目病，常有白天看東西清楚，而晚上則視物不明的現象，相當於西醫的夜盲症。病者雙眼外觀正常，但在暗處或入夜即視物困難，視野會縮小，出現虹視或霧視現象，病情纏綿及至後來白晝視力也漸漸下降，最後變成白內障或青光眼。

此病病因有四個：

一、命門火衰，腎陽不足，陽虛陰盛，故夜盲而晝明，這類病人需要溫腎補陽。

二、肝腎陰虧，精血虧少，不能濡養目竅，這類病人需要滋養肝腎。

三、脾胃虛弱，清陽不升，不榮目竅，這類病人需要補脾益氣。

四、心陽不足，陽虛陰盛，血脈不充，氣血不能上榮，這類病人需要補心益氣，安神定志。

❶ 常吃紅蘿蔔、枸杞子，以養眼、明目

❷ 羊肝穀精草湯

材料：羊肝 100 克，穀精草 30 克，水 10 碗。

製法：羊肝洗淨切件，與穀精草同加入水中，煲滾後，大火煲 10 分鐘，轉小火煲 30 分鐘。

服法：每週 1~2 次。

適用：雀目，視力減退，補肝養血。

❸ 番茄炒豬肝

材料：豬肝 100 克，番茄 4 個，薑數片。

製法：材料洗淨，豬肝切片，番茄切件，燒紅油鑊，爆香薑片，加入豬肝及番茄同炒 2 分鐘，加鹽再加蓋約焗 5 分鐘，開蓋再炒約

5 分鐘即成。

服法：每週 2 次，老少皆宜。

適用：夜盲，眼力不佳。

對。證。下。藥。

❶ 左歸丸（腎陽不足）

組成：熟地黃，山藥，枸杞子，山茱萸，川牛膝，菟絲子，鹿角膠，龜甲膠。

功用：滋陰補腎。

主治：頭目眩暈，腰酸腿軟，遺精滑泄，自汗盜汗，口燥咽乾，渴欲飲水。

❷ 六味地黃丸（肝腎虧虛）

組成：熟地黃，山茱萸，山藥，澤瀉，茯苓，牡丹皮。

功用：滋補肝腎。

主治：腰膝酸軟，頭目眩暈，耳鳴耳聾，盜汗遺精，或虛火上炎而致骨蒸潮熱，手足心熱，或消渴，虛火牙痛，口燥咽乾。

❸ 補中益氣湯（脾氣虛弱）

組成：黃芪，甘草，人參，當歸，陳皮，升麻，柴胡，白朮。

功用：補中益氣，升陽舉陷。

主治：發熱，自汗，喜喝溫飲，少氣懶言，體倦肢軟，面色蒼白，大便稀溏，脫肛，子宮下垂，久瀉，久痢，久瘧。

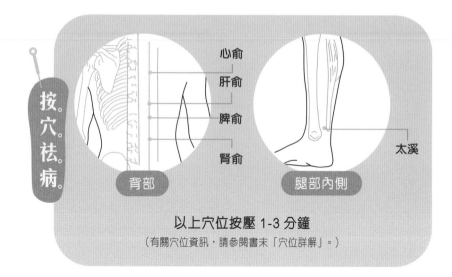

以上穴位按壓 1-3 分鐘

（有關穴位資訊，請參閱書末「穴位詳解」。）

全
方
位
保
健
。

- 飲食要均衡而富營養
- 多做眼部運動
- 定期進行眼科檢查
- 多吃含維他命 A 的食物
- 戒煙，戒酒

今日老闆要我
將呢幾箱招股
書搬上樓上！
真攞膽！

無辦法啦！
老闆永遠是
對的！

攞 膽

（十分辛苦）

話。裏。藏。醫。

「攞膽」指辛苦得要命，勞累非常。中醫認為膽除了與肝互為表裏，影響消化能力，還會影響人的決斷力。

如果一個人失去了膽，他的消化能力會較差，一吃肥膩食物便會肚瀉，而且可能會引起心慌並猶疑不決等現象，但不會死！所以坊間用攞膽來形容辛苦萬分，可說是誇張了一點。

中醫理論認為膽是六腑之首，又歸類為奇恆之腑，所謂六腑就是將食物和飲料消化，傳輸廢物的器官，包括：膽、胃、大腸、小腸、膀胱、三焦。

奇恆之腑是指：腦、髓、骨、脈、膽及子宮，它們在形態上是空的，與腑相似，但它們的功用與食物消化無關；奇恆之腑同時貯藏精氣，與臟的生理功用特點相類似。膽與肝相連，膽經與肝經互為表裏，膽內藏清淨的膽汁，有助消化食物，使肝和胃得以正常運作。

肝功用疏泄，控制及調節膽汁的形成及排泄。除此以外，中醫比喻心好像是君王一樣，主宰人的意識；肝好像將軍一樣，負責謀略；而膽是中正的官員，主宰人的決斷。心氣安逸，膽氣不怯，決斷思慮，運籌帷幄，因此膽的健康與否會影響人的決斷能力，膽壯則人果敢。

❶ 金錢草茶

材料：乾金錢草 30 克，水 6 碗。

製法：金錢草洗淨，放入水中，煲滾後，先大火煲 10 分鐘，轉小火煲 30 分鐘。

服法：以茶代水，每日飲用。

適用：膽石，膽囊炎。

❷ 梔子粥

材料：梔子 10 克，粳米 1 碗，水 30 碗。

製法：將梔子磨粉待用，粳米加水煲滾後，大火煲 15 分鐘，轉小火煲 30 分鐘，再加入梔子粉煲 10 分鐘，加鹽即成。

服法：每週 2 次，症好即停。

適用：膽囊炎，黃疸，肝炎。

3 木耳荷葉飲

材料：木耳、地黃、柿餅、荷葉各20克，水8碗。

製法：材料洗淨，放入水中，煲滾後，大火煲10分鐘，再慢火煲30分鐘。

服法：每日飲用，以茶代水。

適用：慢性膽囊炎。

對。證。下。藥。

1 黃連溫膽湯

組成：半夏，竹茹，枳實，陳皮，茯苓，大棗，黃連，甘草。

功用：理氣化痰，清膽和胃。

主治：膽胃不和，驚悸不寧。

2 安神定志丸

組成：人參，茯苓，茯神，石菖蒲，遠志，龍齒。

功用：益氣鎮驚。

主治：神志不寧，失眠心悸，素易驚醒。

按。穴。祛。病。

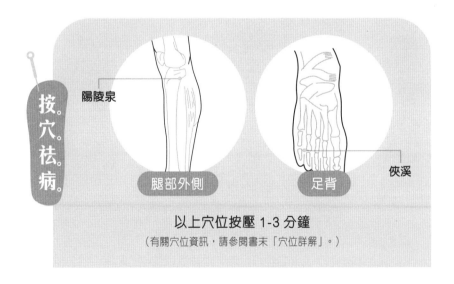

陽陵泉

腿部外側

俠溪

足背

以上穴位按壓 1-3 分鐘

（有關穴位資訊，請參閱書末「穴位詳解」。）

按穴祛病

丘墟

足部外側

以上穴位按壓 1-3 分鐘

（有關穴位資訊，請參閱書末「穴位詳解」。）

全方位保健

- 少食肥膩食物
- 保持心境平靜，練習太極拳及瑜伽養生
- 養成吃早餐的習慣
- 早睡早起

第 四 章

脾。
胃。

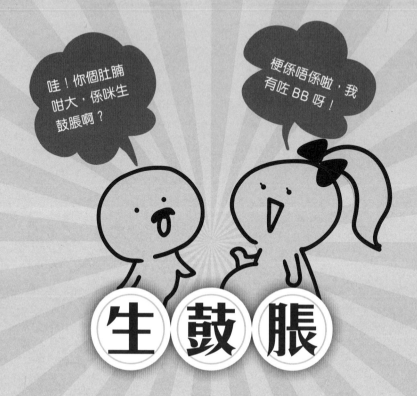

哇！你個肚腩咁大，係咪生鼓脹啊？

梗係唔係啦，我有咗 BB 呀！

生鼓脹

話。裏。藏。醫。

「生鼓脹」形容腹部腫脹如鼓一樣。中醫的鼓脹病是指人不只 <mark>腹部脹大而且繃緊或動搖有聲</mark> ，皮膚顏色蒼黃，脈絡暴露為主要病徵。腹部脹大，起因可以是積水或氣，所以尚算柔軟，但後來氣滯血瘀多變硬，而無法救治。這一次坊間的用法比中醫用法較為表面化。

鼓脹是由於肝、脾、腎三臟發病而引致氣、血、水瘀積於腹部，日漸脹大而成鼓脹。鼓脹的成因雖然複雜，但大致可分四類：

1. 嗜酒過度，暴飲暴食，損傷脾胃及肝臟，使腹部氣血鬱滯，脾虛波及腎（因五行定律為土剋水，腎屬水而脾屬土，土虛不能制約水）。腎主水，水液代謝不利，使水積成鼓。

2. 情志不暢，肝氣鬱結，日久化為血瘀；肝氣過烈橫逆影響脾胃，脾胃日久被阻，傷及腎。

3. 受血吸蟲感染。吃未煮熟的食物，傷及肝脾，靜脈瘀塞，令氣機失調，水停腹中，便成鼓脹。

4. 黃疸病或其他病復發，如肝硬化、肝炎、腎炎等而繼發鼓脹。

所以此病是本虛標實，虛實交錯的病，要根治需要相當長時間。本虛是指肝、脾、腎三臟腑皆虛，而致氣、血、水積結腹中（標實）。

❶ 雙豆湯

　　材料：白扁豆 100 克，赤小豆 150 克，鮮蓮藕一段，水 20 碗。

　　製法：蓮藕去皮切件，與白扁豆及赤小豆放入水中，煲滾後，改中火再煲 1.5 小時，加入調味即成。

　　服法：一週 1~2 次。

　　適用：健脾疏肝，利水。

❷ 祛瘀利水湯

　　材料：當歸、桃仁、亦白芍各 10 克，紅花、陳皮各 5 克，豬苓、茯苓各 20 克，水 5 碗。

　　製法：將以上材料放入水中浸 30 分鐘，煲滾後改中火煲 40 分鐘即成。

　　服法：一週 3 次。

　　適用：腹脹如鼓，腹中積水，甚至有硬塊，靜脈顯露。

❸ 滋陰利水甜湯

材料：製何首烏 25 克，大棗 15 粒，雞蛋 3 隻，水 4 碗。

製法：將材料放入水中，煲滾後改中火再煲 20 分鐘，去雞蛋殼再放入雞蛋煮 1 小時，去製何首烏藥渣，可吃紅棗及雞蛋飲湯。

服法：一週 2~3 次。

適用：肝硬化，腹水，健脾滋陰。

對證下藥

❶ 柴胡疏肝湯

組成：柴胡，枳殼，白芍，炙甘草，香附，川芎，陳皮。

功用：疏肝理氣，行濕散滿。

主治：脘腹脹滿。

❷ 實脾飲

組成：附子，乾薑，白朮，甘草，厚朴，木香，草果，檳榔，木瓜，生薑，大棗，茯苓。

功用：溫中健脾，行氣利水。

主治：身半以下腫甚，胸腹脹滿。

❸ 中滿分消丸

組成：厚朴，枳實，黃連，黃芩，知母，半夏，陳皮，茯苓，豬苓，澤瀉，砂仁，乾薑，薑黃，人參，白朮，炙甘草。

功用：清熱利濕，健脾和中。

主治：腹大堅滿，脘腹脹滿。

④ 調營飲

組成：莪朮，川芎，當歸，延胡索，亦勺，瞿麥，大
黃，檳榔，陳皮，大腹皮，葶藶子，茯苓，桑白
皮，細辛，肉桂，炙甘草，生薑，大棗，白芷。

功用：活血化瘀，行氣利水。

主治：腹大堅滿，肝硬化。

⑤ 附子理中丸

組成：製附子，人參，白朮，乾薑，炙甘草。

功用：溫補脾腎，化氣利水。

主治：脘腹疼痛，下利清稀。

⑥ 六味地黃丸

組成：熟地黃，山藥，茯苓，牡丹皮，澤瀉，山茱萸。

功用：滋養肝腎，涼血化瘀。

主治：肝腎陰虛。

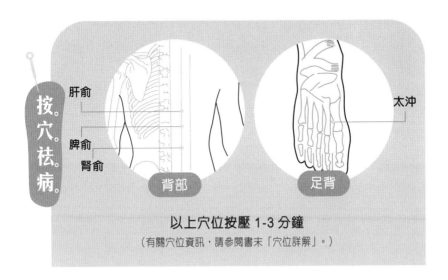

按穴祛病。

肝俞
脾俞
腎俞
背部

太沖
足背

以上穴位按壓 1-3 分鐘

（有關穴位資訊，請參閱書末「穴位詳解」。）

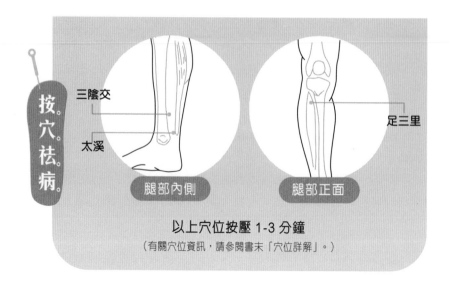

按
穴
祛
病
。

三陰交

太溪

足三里

腿部內側

腿部正面

以上穴位按壓 1-3 分鐘

（有關穴位資訊，請參閱書末「穴位詳解」。）

全
方
位
保
健
。

- 盡量減少吃鹽
- 戒煙戒酒
- 清心寡慾，保持情緒穩定
- 不可吃未經煮熟的食物
- 如有肝膽問題，要及早求醫及定期覆檢。

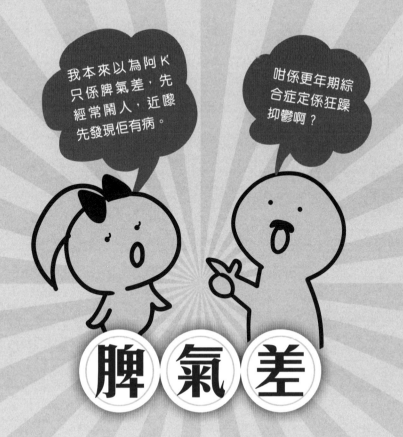

我本來以為阿K只係脾氣差,先經常鬧人,近嚟先發現佢有病。

咁係更年期綜合症定係狂躁抑鬱啊?

脾氣差

話。裏。藏。醫。

「脾氣差」指控制不了自己的情緒,而時常向別人發洩其怒氣,又或指很容易就會被外來因素影響情緒而發為狂躁或抑鬱。中醫理論認為,如果一個人 脾臟功用 不好,外在的表現多為胃口差、倦怠、氣短,甚至水腫;因脾主管食物及水份的運轉及消化,並主理肌肉及口部。脾氣差的人,消化不佳,營養吸收不良,肌肉會無力,口唇亦會淡白,一副有氣無力的樣子;而水份運化不良則會引起水腫。故中醫的脾氣差與一般人指脾氣差常常發火的樣子可說是南轅北轍。

中。醫。細。說。

中醫理論指出脾與胃共為生長化育之源即「後天之本」，脾胃同是重要的消化系統器官，脾的功用主管食物及水液的運化，有助人體吸收足夠的營養及水份而輸送至全身、各個臟腑及器官，同時亦把食物中多餘的水份輸送到肺、肝及腎，以汗及尿的形式排出體外。脾若失健運，會便溏、食慾不振、倦怠、消瘦、面色萎黃。

脾的特點為向上升散，脾氣升清，胃則降濁，脾把水穀之精華帶到心肺、頭面，再經由心肺化生氣血，滋養全身。

脾功用正常，人體氣血就充沛；反之則會引起內臟下垂之症，如脫肛、子宮下垂。脾另一個功用是統攝血液，使血液循規蹈矩地行於脈管之中，由於脾氣宜升不宜降，脾若失健運，就會出現下體各部出血：便血、尿血、崩漏等。

中醫認為各個臟腑與不同情緒相對應，而思慮對應脾，思慮過度會損傷脾，繼而影響其功用。

食。以。養。生。

❶ 蒸番薯

材料：番薯 2 個。

製法：將番薯洗淨，放於蒸架上，隔水蒸約 30 分鐘。

服法：每週 1-2 次，可當作早餐或午餐。

適用：消化不良，身體消瘦，不思飲食。

❷ 山楂麥芽飲

材料：山楂 30 克，麥芽 30 克，水 10 碗。

製法：材料洗淨，放入水中，煲滾後，大火煲 10 分鐘，轉小火煲 1 小時。

服法：每日分 2 次服，每週服 3 次。

適用：食慾不振，消化不良。可健脾益胃，消暑化滯。

❸ 胡椒牛肉

材料：牛肉 500 克，陳皮 1/4 個，胡椒粒 5 克，胡椒粉 5 克，薑 10 克，豉油，豆粉，水 1 碗。

製法：牛肉切小粒，用豉油及豆粉先醃 1 小時，放入鍋中加水，再加入其他材料，大火煲 10 分鐘，轉小火 45 分鐘。

服法：每週 1 次。

適用：不思飲食。

❹ 蓮子扁豆粥

材料：蓮子 30 克，扁豆 30 克，米 1 碗，水 12 碗。

製法：將所有材料放入煲內，煲滾後轉小火煲 80 分鐘即成。可加入少許鹽作調味。

服法：每週 1~2 次。

適用：大便稀溏，不能吸收營養。

對。證。下。藥。

❶ 四君子湯

組成：人參，白朮，茯苓，甘草。

功用：益氣健脾。

主治：面色姜白，語聲低微，四肢無力，食少或便溏。

❷ 參苓白朮散

組成：蓮子肉，薏苡仁，砂仁，桔梗，白扁豆，茯苓，人參，甘草，白朮，山藥。

功用：益氣健脾，滲濕止瀉。

主治：食少，便溏，或瀉，或吐，四肢乏力，形體消瘦，胸脘脹悶，面色萎黃。

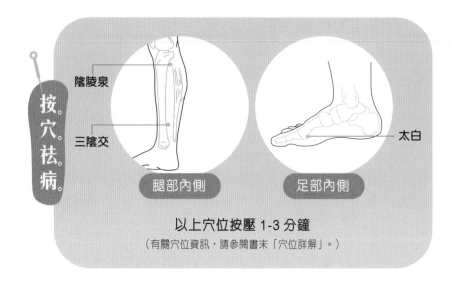

按穴祛病

陰陵泉

三陰交

太白

腿部內側

足部內側

以上穴位按壓 1-3 分鐘

（有關穴位資訊，請參閱書末「穴位詳解」。）

全方位保健

- 不要過度思慮
- 不暴飲暴食
- 作息有定時
- 適量運動

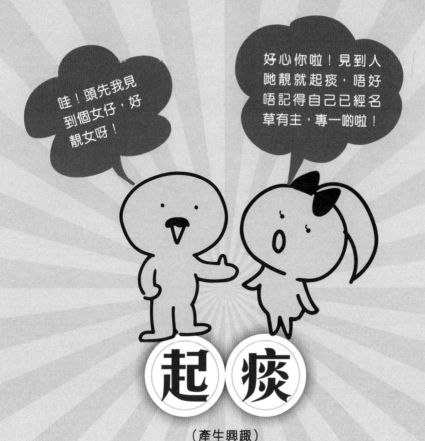

哇！頭先我見到個女仔，好靚女呀！

好心你啦！見到人哋靚就起痰，唔好唔記得自己已經名草有主，專一啲啦！

起痰

（產生興趣）

話。裏。藏。醫。

「起痰」指產生興趣，有好感甚至有愛的感覺。中醫認為，痰濕之所以出現主要由脾而起。由於脾主管食物及水液的消化及運輸，當脾功用失常，易使水液代謝變差，形成體內的痰（即黏稠的水份）。脾易受思慮的情緒影響。人若飲食無度，嗜食甜食肥膩，或思慮過度，都會使脾氣虛衰，導致痰濕內生。若遇上心儀的人，生理上如吃了一顆糖，又或不節制地思念，影響脾的功用，真是會起痰！所以起痰一詞，雖然粗俗，但亦有它的中醫根據。

中醫細說

痰是津液不能正常運化而形成的病理產物，但在形成後便變成致病的病邪，引起多種病理反應。痰的形成與肺、脾、腎三個臟腑有密切的關係。肺有疏通調節水份的功用，若肺失去宣發及肅降的能力，不能使水份正常地由呼吸及排汗中散出，水津可停聚而成痰，咳嗽、惡寒隨之而生。脾主運化水液，若脾氣虛，或脾陽不足，運化無權，水濕內生，亦會聚而為痰，這時人會感到疲倦乏力、面色不佳、大便稀溏或水腫。腎主蒸化水液，若腎陽不足，命門火弱，蒸化無力，水液不能正常地由尿中排走，水濕可聚而為痰，這時人會氣喘、腰膝酸軟及水腫。

脾是產生痰涎的源頭，肺是貯存痰液的容器。痰濕之所以出現是由脾而起，脾喜燥惡濕，如外感濕邪，濕會由外侵入腑臟。此外，如飲食不節，嗜食甜食肥膩，或思慮過度，都會使脾氣虛衰，以致運化無力、水濕內停。

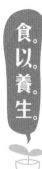

食以養生

❶ 多吃無花果，或以無花果煲湯

❷ 鯽魚化痰湯

材料：鯽魚 1 條，山藥 30 克，芡實 30 克，蓮子 30 克，水 30 碗，薑少許。

製法：材料洗淨，薑放入油鑊中，爆香，加入鯽魚，煎至兩邊均乾及香。將藥材放入水中，煲滾後，再加入鯽魚，大火煲 15 分鐘，再中火煲 1 小時即成。

服法：每週 1~2 次。

適用：痰多，濕重。

❸ 鹹柑橘水

材料：橘 3 個，鹽適量。

製法：柑橘洗淨，抹乾，放入玻璃瓶內，每放一層柑橘加一層鹽，醃製約 3 個月，便成鹹柑橘，存放愈久效果愈好。拿 3 個鹹柑橘放入一碗滾水內，加蓋，隔水蒸 15 分鐘即成。

服法：每日 1 次，連服一週，早上空腹服用效果更佳，胃酸過多者可飯後飲用。

適用：痰多，脾肺虛弱。

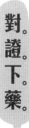

對。證。下。藥。

❶ 四君子湯

組成：人參，白朮，茯苓，甘草。

功用：益氣健脾。

主治：面色萎白，語聲低微，四肢無力，食少或便溏。

❷ 平胃散

組成：蒼朮，厚朴，陳皮，甘草。

功用：燥濕運脾，行氣和胃。

主治：脘腹脹滿，不思飲食，口淡無味，嘔吐噁心，噯氣吞酸，肢體沉重，怠倦嗜臥。

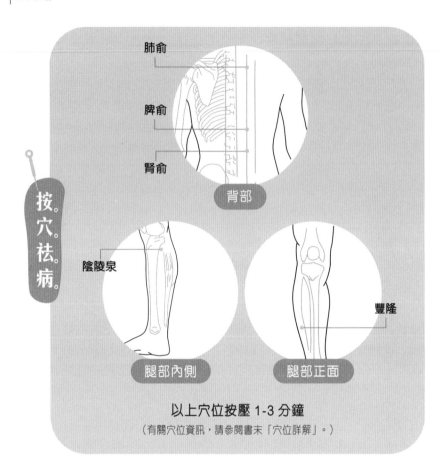

肺俞

脾俞

腎俞

背部

陰陵泉

腿部內側

豐隆

腿部正面

按。穴。祛。病。

以上穴位按壓 1-3 分鐘

（有關穴位資訊，請參閱書末「穴位詳解」。）

全。方。位。保。健。

- 保持心境平和，不要過度思慮
- 多做帶氧運動，一週不少於 3 次，每次不少於 30 分鐘，有助排汗祛濕
- 飲食清淡為主，少吃甜食、肥膩及生冷食物

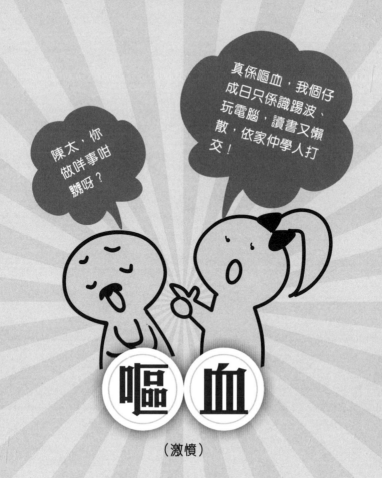

陳太，你做咩事咁嬲呀？

真係嘔血，我個仔成日只係識踢波、玩電腦，讀書又懶散，依家仲學人打交！

嘔血

（激憤）

話。裏。藏。醫。

「嘔血」指激憤，不順意。中醫認為，嘔血的原因甚多，可分為實證（即邪氣偏盛）及虛證（即正氣虛弱），其中實證病因包括內熱使血液流動加快。內熱可由飲食而來，又或因生氣而造成肝鬱化火、火灼胃熱，熱使胃內血液流動加速，偏離正軌；而虛證則是因為脾虛，不能控制血流。故俗語中的「嘔血」與中醫「嘔血」的病因有相關之處。

中醫細說

嘔血是指鮮血由食道而出，通常是因食管、胃或十二指腸等消化器官出血所致。中醫認為嘔血的原因甚多，可分為實證（即邪氣偏盛）及虛證（即正氣虛弱）。實證病因包括：過食辛辣食物、飲酒、暴飲暴食以致消化系統發炎或潰瘍。亦可因鬱憤傷肝、肝鬱化火，肝火犯胃，灼傷胃絡而引起嘔血現象。

虛證病因包括：先天虛弱，思慮過度，喜怒不節，勞累不調，飢飽過度，使血不能統攝於脈管之中，造成嘔血；外傷也會引起嘔血。

現代醫學指出嘔血與消化系統問題有直接的關係，如胃炎、食道炎、胃癌、消化道疾病。食道靜脈曲張及破裂、肝硬化等均會引致嘔血。

食以養生

❶ 蘿蔔蓮藕飲

材料：白蘿蔔 1 個，蓮藕 1 節，砂糖少許，水 10 碗。

製法：材料洗淨，去皮切件，放入水中，煲滾後，大火煲 10 分鐘，轉小火煲 30 分鐘，取出湯汁加入砂糖飲用。

服法：每日 1 次，症好可停。

適用：小量吐血。

❷ 雞蛋田七湯

材料：田七粉 3 克，雞蛋 1 隻，蓮藕 1 節，鹽少許，水 1 碗。

製法：蓮藕去皮切片，放入水中，煲滾後，大火煲 10 分鐘，再轉小火 30 分鐘，雞蛋打發，加田七粉拌勻，再加入蓮藕內，加鹽即成。

服法：每週 1~2 次，症好可停。

適用：上消化道出血。

❸ 石膏馬蹄水

材料：石膏 10 克，淡竹葉 10 克，馬蹄 10 粒，水
5 碗，冰糖適量。

製法：材料洗淨，馬蹄去皮開邊，放入水中，煲滾
後，大火煲 10 分鐘，轉小火煲 30 分鐘。

服法：每週 1~2 次。

適用：嘔血，燥熱。

對。證。下。藥。

❶ 瀉心湯

組成：大黃，黃連，黃芩。

功用：苦寒瀉火，燥濕瀉熱。

主治：黃疸，眼目赤腫，口舌生瘡，以及瘡瘍等。

❷ 龍膽瀉肝湯

組成：龍膽，黃芩，梔子，木通，車前子，澤瀉，
當歸，柴胡，甘草，生地黃。

功用：瀉肝膽實火，清肝膽濕熱。

主治：脅痛口苦，吐血，目赤，耳聾，耳腫，肝經
濕熱下注，小便淋濁，陰腫，陰癢，便血。

❸ 犀角地黃湯

組成：犀角（水牛角代），生地黃，赤芍，牡丹皮。

功用：清熱解毒，涼血散瘀。

主治：壯熱而赤，神昏譫語，舌絳起刺，或熱甚動
血，吐血，便血，或有發斑。

❹ 四生丸

組成：生荷葉，生艾葉，生側柏葉，生地黃。

功用：涼血止血。

主治：吐血，衄血，血色鮮紅，口乾咽燥。

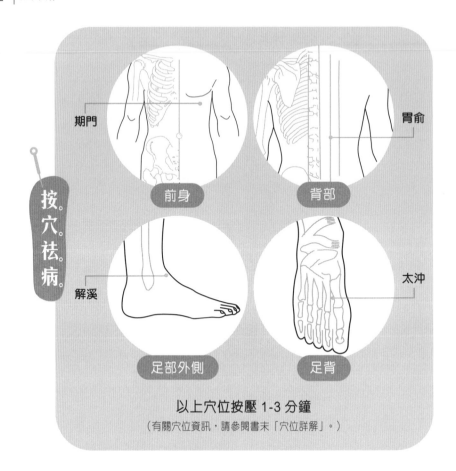

期門

胃俞

前身

背部

解溪

太沖

足部外側

足背

按穴祛病

以上穴位按壓 1-3 分鐘

（有關穴位資訊，請參閱書末「穴位詳解」。）

全方位保健

- 保持心境開朗
- 食物以清淡口味為主
- 要發脾氣時，應先洗臉或飲冷水，冷靜一下自己的情緒
- 學習氣功、瑜伽以調養心志
- 多種花草樹木，唱唱歌，跳跳舞，陶冶性情
- 不暴飲暴食，要依時進食
- 食物細嚼慢咽，不吃過熱或刺激性食物，以免傷害食道
- 戒酒、戒煙

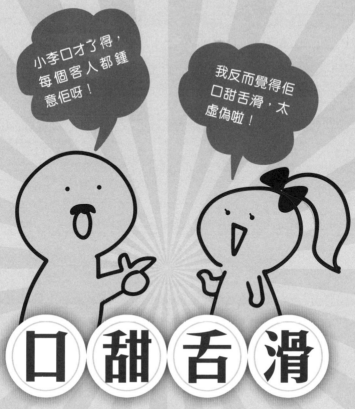

小李口才了得，每個客人都鍾意佢呀！

我反而覺得佢口甜舌滑，太虛偽啦！

口甜舌滑

（油嘴滑舌）

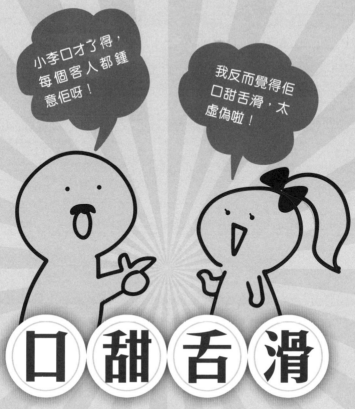

話。裏。藏。醫。

「口甜舌滑」形容油嘴滑舌，花言巧語以取悅他人。中醫診斷學指出，如果人口中有甜味，很可能就表示他 脾臟有熱 ，因甜味與脾相對應，熱力薰蒸該臟腑所屬的味道，引致口中生甜。至於舌苔滑膩，表示人 脾胃濕濁內盛 。坊間口甜舌滑指人擅於用甜言蜜語取悅他人，而中醫則認為口甜舌滑之人有脾胃濕熱的問題，所以大家用法不一致。

中醫細說

中醫的五行學說將每個臟腑與五行中的木、火、水、金、土，取象比類，取大自然五行的現象，歸納其特質，而與其他事物進行比較、推理及分類，並將五行推演絡繹到味道（五味）及情緒（五志）幾方面。詳列如下：

- 五行：木 火 土 金 水
- 五臟：肝 心 脾 肺 腎
- 五味：酸 苦 甘 辛 鹹
- 五志：怒 喜 思 悲 恐

如果口中有甜味（甘味），表示脾中有熱，熏蒸甜味上口中。

舌是中醫望診的重點所在，舌不同部位反映不同臟腑的健康狀況，而舌苔是由胃氣薰蒸而上的產物，反映病氣的盛衰。中醫的診斷學指出，脾主思想，消化及將水穀精華升佈全身，脾更統攝血液使之流於正軌。如果舌苔厚膩、白滑，表示脾胃濕重；舌苔厚膩、黃滑，表示脾胃濕熱。脾胃濕熱的原因很多，可以是病人嗜食甜食肥膩、煎炸烤焗、生冷食物，或思慮過度，或居於濕地等。

食以養生

❶ 可多吃橄欖、蓮霧、人心果、甘蔗、金針菇、橙

❷ 涼拌三皮

材料：冬瓜皮、苦瓜皮、西瓜皮各 100 克，水 4 碗。

製法：冬瓜皮與西瓜皮除去表面綠色層，與苦瓜皮同放到水中，煲滾後，用大火煲 10 分鐘，轉小火煲 20 分鐘，瀝乾水份，切條，加入鹽、麻油即成。

服法：一週 1~2 次。

適用：濕熱，消化不良。

❸ 香菇馬蹄豆腐

材料：豆腐 2 件，杏菇 2 朵，馬蹄 5 粒。

製法：將豆腐放在碟上，將香菇浸軟切粒，馬蹄去
皮切粒同放在豆腐面，加入豉油及麻油，隔
水蒸 10 分鐘。

服法：一週 2~3 次。

適用：濕熱，口甜舌膩。

❹ 蘋果苦瓜汁

材料：苦瓜 50 克，蘋果 50 克，水 1 杯。

製法：苦瓜及蘋果去皮切件，放入攪拌機內，打成汁。

服法：一日 1 次。

適用：健脾清熱。

對。證。下。藥。

❶ 連朴飲合甘露消毒丹（濕熱中阻）

組成：滑石，茵陳，黃芩，石菖蒲，川貝母，木
通，藿香，射干，連翹，薄荷，豆蔻，黃
連，厚朴，製半夏，梔子，淡豆豉，蘆根。

功用：清熱除濕。

主治：胃納不佳，頭痛如裹，大便不暢。

❷ 葛根黃芩黃連湯（暑濕）

組成：葛根，黃芩，黃連，炙甘草。

功用：清熱利濕。

主治：泄瀉，口乾作渴。

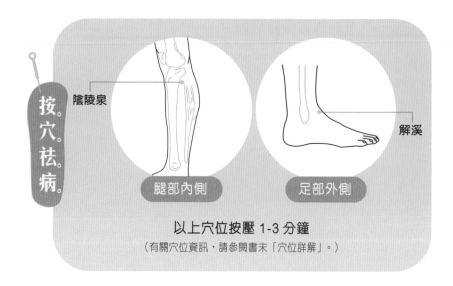

按穴。祛。病。

陰陵泉

解溪

腿部內側

足部外側

以上穴位按壓 1-3 分鐘

（有關穴位資訊，請參閱書末「穴位詳解」。）

全。方。位。保。健。

- 少食肥膩、甘甜、煎炸、烤焗食物
- 每日飲足夠水份
- 多做運動，出汗可祛濕
- 戒煙戒酒
- 靜坐養生，減少思慮

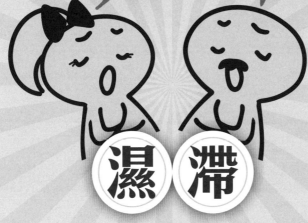

點解你個樣
好似生意失
敗咁嘅？

唉！最近我屋企出
咗事，公司麻煩又
多，女朋友又話要
分手，真係濕滯！

濕滯

（麻煩、難處理）

話。裏。藏。醫。

「濕滯」指麻煩，停滯不前，事倍功半，
十分難處理的意思。中醫認為濕為陰
邪，致病多元化會侵襲不同臟腑，而且
纏綿難癒。

這樣看來，濕滯的事跟中醫所講的濕邪
一樣都是麻煩、停滯不前、難於根治的。

中醫細說

濕邪是六淫之一，中醫的病因理論認為，人之所以生病有三大因素：外因、內因和不內不外因。

六淫即風、寒、暑、濕、燥、火，屬於外因。在正常時，六淫只稱為六氣，是自然界六種不同的變化。但如人體遇上正氣不足，抵抗力弱的情況，或六氣變化太劇烈，六氣就會為害人體，成為「六淫」。淫即過分的意思。

濕可分為外濕和內濕，外濕多由潮濕的天氣，居地潮濕，或淋雨涉水所致。內濕則是因為脾失健運，不能正常地將水液輸送到全身。人體若被外濕所傷，濕阻脾機，會做成內濕。反過來，如果人的脾陽有損，水濕不化，容易被外濕影響。

濕邪的特性是黏滯、沉重、穢濁，易阻慢氣機，使陽氣不暢。濕病多纏綿難癒，反覆發作。濕邪可影響人體不同部位，引致多種症狀，如頭痛如裹、週身困重、大便溏瀉、婦女帶下、怠倦、濕疹、風濕骨痛、水腫等，常反覆發作，難以根治。濕真是較為難治的病。

食以養生

❶ 茼蒿炒牛肉

材料：茼蒿 500 克，牛肉 200 克，薑少許。

製法：牛肉切片先以油、豉油及豆粉醃 15 分鐘，菜洗淨。油鑊爆香薑片，加牛肉炒 3 分鐘待用。油鑊中再加薑片，加入菜炒 3 分鐘，再加入牛肉片炒 2 分鐘即成。

服法：每週 1~2 次。

適用：怠倦。

❷ 老黃瓜祛濕湯

材料：扁豆 10 克，亦小豆 10 克，老黃瓜 1 個，薏以仁 30 克，陳皮 2 片，瘦肉 200 克，水 30 碗。

製法：材料洗淨，老黃瓜連皮切件，放入水中，煲滾後，大火煲 15 分鐘，中火煲 1.5 小時。

服法：每週 1 次。

適用：怠倦，食少便溏，水腫，小便不利。

❸ 甜椒炒肉片

材料：紅椒及黃椒各 1 個，豬肉 100 克，薑片。

製法：先用油、鹽及豆粉醃豬肉 15 分鐘。油鑊爆香薑片，加入豬肉炒 5 分鐘，再加入紅黃椒炒焗 5 分鐘。

服法：每週 2 次。

適用：健脾開胃。

對。證。下。藥。

❶ 苓桂朮甘湯

組成：茯苓，桂枝，白朮，炙甘草。

功用：溫化痰飲，健脾利濕。

主治：胸脅支滿，目眩心悸，或短氣而咳。

❷ 真武湯

組成：茯苓，白芍，白朮，生薑，製附子。

功用：溫陽利水。

主治：小便不利，四肢沉重疼痛，腹痛下利，或肢體浮腫。

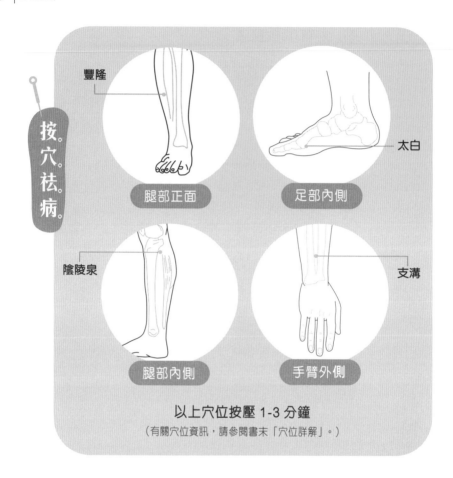

豐隆

腿部正面

太白

足部內側

陰陵泉

腿部內側

支溝

手臂外側

以上穴位按壓 1-3 分鐘

（有關穴位資訊，請參閱書末「穴位詳解」。）

- 每天堅持做 30 分鐘到 45 分鐘帶氧運動
- 謹記洗頭、洗澡後把身上的水份抹乾
- 用抽濕機把室內的濕氣抽走
- 不暴飲暴食
- 少吃甜食、肥膩、生冷食物

第 五 章

肺。

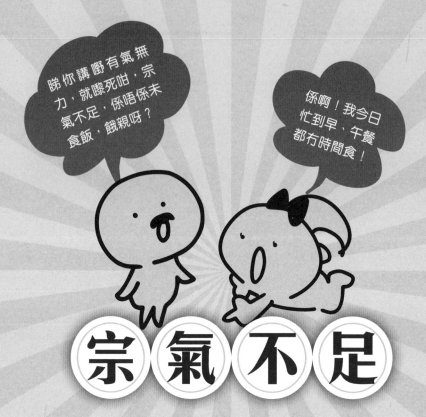

睇你講嘢有氣無力，就嚟死咁，宗氣不足，係唔係未食飯，餓親呀？

係呀！我今日忙到早、午餐都冇時間食！

宗氣不足

話。裏。藏。醫。

「宗氣不足」指說話、唱歌或運動時，有不夠氣的現象，上氣不接下氣。中醫認為，宗氣是人體後天根本之氣，宗氣不足時，人的心跳會減慢，血液循環會變差。此外，呼吸也會困難，發聲也可能力不從心。可見，坊間用法與中醫一致。

氣是構成人體及維持人體生命活動的基本重要元素之一，分為「先天之氣」及「後天之氣」。「後天之氣」又分為宗氣、營氣及衛氣。宗氣積聚於胸中，貫注於心肺，是人體後天的根本之氣。宗氣是由肺吸入的自然清氣和結合脾胃吸收、傳輸的日常飲食的精華而產生。

宗氣的功用：一、溫煦、營養心脈，以維持心臟推動血液運行的功用；二、溫煦、營養肺和呼吸道，以維持呼吸和發聲的功用。所以說脾是人的「後天之本」，而肺則主管人一身的氣。

❶ 南瓜雞湯

材料：南瓜 300 克，雞肉 200 克，鮮奶 200 毫升，水 10 碗。

製法：南瓜隔水蒸 20 分鐘，去皮，壓成泥狀待用。雞肉汆水，放入水中，煲滾後，大火煲 20 分鐘，再轉小火煲 20 分鐘，加南瓜泥煲 10 分鐘。加鮮奶攪勻即成。

服法：每週 1 次。

適用：補中益氣，抗衰老。

注意：感冒忌服。

❷ 芥菜鹹蛋瘦肉粥

材料：瘦肉 200 克，芥菜 200 克，鹹蛋 1 隻，米 1 碗，薑少許。

製法：瘦肉汆水，芥菜切細段。將洗淨的米、瘦肉、芥菜、薑放入已煲滾的水中，大火煲 15 分鐘，轉小火煲 45 分鐘，加入鹹蛋再煲 10 分鐘。將瘦肉撕成條狀放入粥內，加鹽即成。

服法：每週 1 次。

適用：通利肺氣，助胃消食。

注意：熱症者忌服。

❸ 人參黃芪雞湯

材料：人參 30 克，黃芪 30 克，雞 1 隻，水 30 碗。

製法：雞洗淨汆水。將材料放入水中，煲滾後，大火煲 15 分鐘，中火煲 2 小時，加鹽即成。

服法：每週 1 次。

適用：補中益氣，強身健體。

注意：感冒、有內熱者忌服；高血壓者慎服。

對。
證。
下。
藥。

❶ 保元湯

組成：黃芪，人參，炙甘草，肉桂，生薑。

功用：補氣溫陽。

主治：倦怠乏力，畏寒。

❷ 香砂六君子湯

組成：人參，白朮，茯苓，甘草，陳皮，半夏，木香，砂仁。

功用：健脾，理氣。

主治：納呆，噯氣，腹脹。

❸ 參苓白朮散

組成：蓮子肉，薏苡仁，砂仁，桔梗，白扁豆，茯苓，人參，甘草，白朮，山藥。

功用：益氣健脾，滲濕止瀉。

主治：食少，便溏，或瀉，或吐，四肢乏力，形體消瘦，胸脘脹悶，面色萎黃。

❹ 補中益氣湯

組成：黃芪，甘草，人參，當歸，陳皮，升麻，柴胡，白朮。

功用：補中益氣，升陽舉陷。

主治：飲食減少，體倦肢軟，少氣懶言，面色蒼白，大便稀溏。脫肛，子宮脫垂，久瀉，久痢，崩漏，身熱，自汗，渴喜熱飲，氣短乏力。

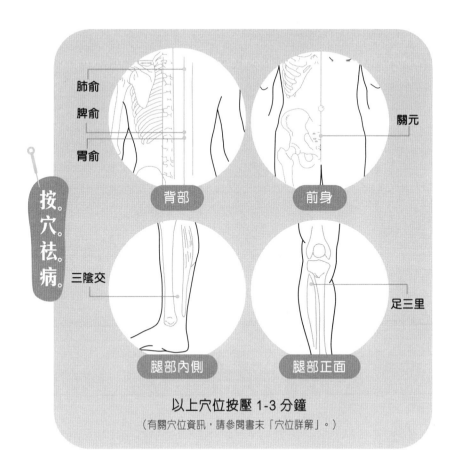

肺俞
脾俞
胃俞

背部

關元

前身

三陰交

腿部內側

足三里

腿部正面

以上穴位按壓 1-3 分鐘

（有關穴位資訊，請參閱書末「穴位詳解」。）

全。方。位。保。健。

- 做適量的運動
- 少食油膩，飲食營養要均衡
- 不暴飲暴食
- 練習深呼吸

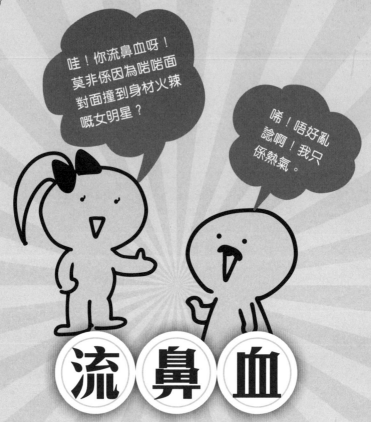

哇！你流鼻血呀！莫非係因為啱啱面對面撞到身材火辣嘅女明星？

唏！唔好亂諗啊！我只係熱氣。

流鼻血

話。裏。藏。醫。

俗語「流鼻血」多用於形容慾火攻心。中醫認為，一個人之所以流鼻血可能是因為他的肺、胃、肝、脾、腎等臟腑出現問題。實證以肺、胃、肝有熱為主因，火熱迫血上行，由鼻而出。而虛證則因脾不攝血而使血溢於脈外，又或腎陰虧虛，虛火灼傷脈絡而起。其中肝、腎與慾火有關，而脾亦與思慮過度有關，所以坊間用法與中醫理論有一半相關之處。

外感風熱病邪或燥熱病邪侵犯肺部是引致流鼻血的原因之一。鼻是肺的孔竅，肺火旺盛，火熱向上燔焯，逼使血液亂竄，並從鼻中滲出，由於肺熱，咳嗽亦會隨之而發生。此外，過食辛辣、燥熱食物，或過飲烈酒，會引致胃熱熾盛、便秘、煩躁，更會逼血亂行，導致大量鼻血。如患者心情鬱怒，肝鬱化火或情緒激動，暴怒傷肝，肝火上炎，頭痛、頭暈隨之而生，血隨火動，亦會大量從鼻流出。以上三種情況均屬於實熱證，即邪盛正未虛。

虛證亦會引起流鼻血，因為房事不節或久病傷及人體的津液，致令肝、腎陰虧，虛火上升，引致心悸、失眠、燥熱、並見血液滲出鼻孔。此外，若患者因思慮過多，或飲食不節，脾氣損傷，使飲食減少，神疲乏力，氣血虧虛，氣不能控制血液，也會導致血不循經脈而走，反而由鼻孔滲出。

❶ 蓮蹄飲

材料：白蘿蔔 1 條，蓮藕 1 段，馬蹄 10 粒，水 15 碗。

製法：將材料洗淨切件，放入水中，煲滾後，煲 10 分鐘，轉中火，再煲 1 小時，即成。

服法：一週 1~2 次。

適用：肺胃有熱引致流鼻血。

❷ 鱉甲滋陰湯

材料：水魚 1 隻，枸杞子 30 克，生地黃 30 克，天冬、麥冬各 15 克，水 15 碗。

製法：水魚洗淨，去甲殼頭爪，切件，與其他藥材放入水中，煲滾後，大火煲 15 分鐘，再轉中火，煲 2 小時，即成。

服法：一週 1 次，症好即停。

適用：陰虛鼻血。

❸ 黑木耳粥

材料：黑木耳30克，大棗子5枚，米1碗，水15碗。

製法：先將木耳泡水最少3小時，瀝乾水份，將材料放入水中，煲滾後，大火煲15分鐘，轉中火，再煲1小時，即成。可加冰糖作調味。

服法：每週1~2次。

適用：氣虛鼻血。

❹ 苦瓜薺菜湯

材料：苦瓜20克，薺菜50克，豬肉片100克，水10碗。

製法：將豬肉片用油、鹽、生粉、生抽醃15分鐘，加入所有材料煲滾後轉小火煲30分鐘即成。可加入鹽作調味。

服法：一週1次。

適用：鼻血，牙血。

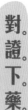
對。證。下。藥。

❶ 桑菊飲

組成：桑葉，菊花，桔梗，連翹，苦杏仁，甘草，薄荷，蘆根。

功用：疏風清熱，涼血止血。

主治：肺經熱盛，流鼻血。

❷ 犀角地黃湯

組成：犀角（水牛角代），生地黃，牡丹皮，赤芍。

功用：清泄胃火，涼血止血。

主治：胃熱熾盛，流鼻血。

③ 龍膽瀉肝湯

組成：龍膽，梔子，黃芩，澤瀉，木通，車前子，
　　　當歸，柴胡，生地黃，甘草。

功用：清肝瀉火，涼血止血。

主治：肝火上逆，流鼻血。

④ 知柏地黃丸

組成：山茱萸，山藥，茯苓，澤瀉，牡丹皮，熟地
　　　黃，知母，黃柏。

功用：滋養肝腎，涼血止血。

主治：肝腎陰虛，流鼻血。

⑤ 歸脾湯

組成：白朮，茯神，黃芪，龍眼肉，酸棗仁，人
　　　參，炙甘草，當歸，遠志，木香。

功用：健脾益氣，攝血止血。

主治：脾不統血，流鼻血。

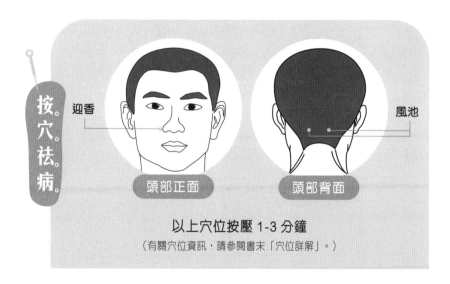

按穴祛病。

迎香　　　　　　　　　　　　　　　風池

頭部正面　　　　頭部背面

以上穴位按壓 1-3 分鐘

（有關穴位資訊，請參閱書末「穴位詳解」。）

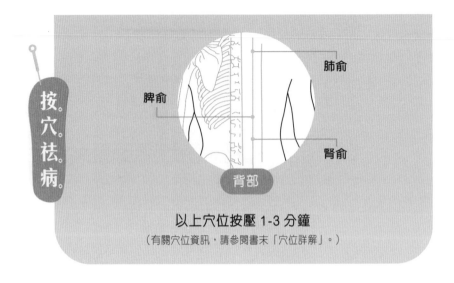

肺俞

脾俞

腎俞

背部

以上穴位按壓 1-3 分鐘

（有關穴位資訊，請參閱書末「穴位詳解」。）

- 可用溫水浸雙足約 20 分鐘，引火熱下行
- 飲食定時，作息有度
- 忌食辛辣、刺激、煎炸、烤焗食品
- 將思慮轉向有益的方向，如參加義務工作

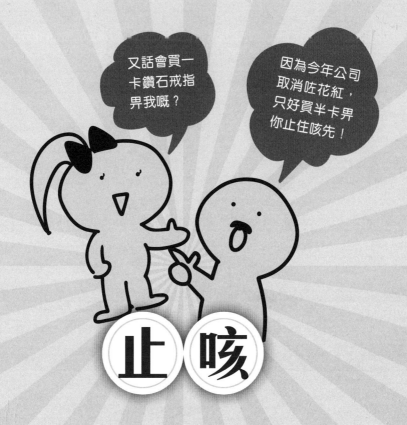

又話會買一卡鑽石戒指畀我嘅？

因為今年公司取消咗花紅，只好買半卡畀你止住咳先！

止咳

話。裏。藏。醫。

「止咳」指暫時把問題解決，先應付目前的事。亦引伸為「聊勝於無」的東西或方法。中醫理論指出咳嗽可由外感或內傷引起，外感咳嗽如能宣肺解表，則咳嗽自止；內傷咳嗽則應查找病因，對證下藥。如果只顧止咳不理根本，病程只會時好時壞。以止咳表示暫時把問題解決，無論對治療外感咳嗽或內傷咳嗽而言，都可以說只是權宜之計。所以坊間所說的止咳和中醫所說的止咳，其實有異曲同功之妙。

中。醫。細。說。

有聲無痰為咳,有痰無聲為嗽,一般以咳嗽二字並用。中醫理論指出咳嗽可由**外感或內傷引起**。外感因素包括:風、寒、暑、濕、燥、熱(火)等,尤以風寒為主。由於皮膚及毛孔先受邪,而肺又主管人的皮膚及毛孔,故氣候突變,或機體氣血虛弱,肺先受病。外感咳嗽常伴有其他外感病狀,如頭痛、身痛、惡風身熱等。若病淺則易治,但若遇上燥及濕,就會纏綿難治。

此外中醫亦認為,不單肺有病會令人咳,其他臟腑有病,也會使人咳嗽。五臟有病引致咳的情況包括:痰濕蘊肺、痰熱鬱肺、肝火犯肺、肺陰虛耗等。內傷咳嗽多為慢性病,常反覆發作,要調理脾、肝、腎等臟腑方能治本。外感咳嗽如能宣肺解表則咳嗽自止。其他外感症狀須對證(證候)下藥。內傷咳嗽則以扶正驅邪為目標,不應單純見咳止咳,應固本培元,對證下藥。

食。以。養。生。

❶ 羅漢果甜湯

　　材料:羅漢果半個,龍脷葉 20 克,南北杏 10 克,水 6 碗。

　　製法:材料放入水中,煲滾後,先大火煲 10 分鐘,再轉中火煲 30 分鐘。

　　服法:每週 1~2 次。

　　適用:咳嗽,口乾。

❷ 川貝杏仁飲

　　材料:川貝母 20 克,南北杏 20 克,枇杷葉 30 克,水 8 碗,冰糖適量。

　　製法:藥材略洗,放入水中,煲滾後,大火煲 10 分鐘,再轉小火煲 30 分鐘,加入冰糖即成。

　　服法:每週 1 次。

　　適用:久咳。

③ 雪梨燉燕窩

材料：雪梨 2 個，燕窩 10 克，冰糖少許，水 2 碗。

製法：雪梨切件與燕窩放燉盅內，加入滾水，中火
　　　燉約 2 小時，加冰糖，再燉 10 分鐘。

服法：每週 1 次。

適用：熱咳，久咳。

④ 燉橙

材料：橙 1 個，鹽 1 茶匙。

製法：將橙之頂部打平切開，並將橙中少量橙肉用
　　　茶匙挖去。加入 1 茶匙鹽，將橙之頂部再
　　　蓋上橙上，將橙放於飯碗中，隔水燉 30 分
　　　鐘，吃橙肉及飲碗中之水。

服法：每天 1 個，連續 / 天。

適用：氣管炎，咳嗽。

對。證。下。藥。

① 止嗽散（外感風寒咳嗽）

組成：荊芥，桔梗，甘草，白前，陳皮，百部，紫菀。

功用：祛風散寒，止咳。

主治：惡寒重，痰白，鼻流清涕。

② 桑菊飲（外感風熱咳嗽）

組成：桑葉，菊花，連翹，薄荷，桔梗，苦杏仁，
　　　蘆根，甘草。

功用：疏散風熱，化痰止咳。

主治：喉痛，痰黃，身熱。

③ 桑杏湯（外感風燥咳嗽）

組成：桑葉，苦杏仁，北沙參，川貝母，淡豆豉，
　　　梔子，梨皮。

功用：潤肺止咳。

主治：乾咳少痰，咽乾唇燥。

④ 二陳湯（內傷痰阻咳嗽）

組成：半夏，陳皮，茯苓，甘草。

功用：健脾化痰止咳。

主治：體倦，食少，胸悶。

⑤ 清金化痰湯（內傷痰熱咳嗽）

組成：黃芩，梔子，桔梗，麥冬，桑白皮，川貝
母，知母，瓜蔞子，陳皮，茯苓，甘草。

功用：清熱瀉火，化痰平喘。

主治：身熱，咳嗽氣促，痰黃。

⑥ 瀉白散（內傷肝火咳嗽）

組成：桑白皮，地骨皮，甘草，粳米。

功用：清熱瀉火，止咳。

主治：肋痛，咳嗽因情緒而加劇。

⑦ 沙參麥冬湯（內傷陰虛咳嗽）

組成：北沙參，玉竹，甘草，桑葉，麥冬，白扁
豆，天花粉。

功用：滋養肺陰，止咳。

主治：咳聲嘶啞，痰中帶血絲，盜汗，潮熱。

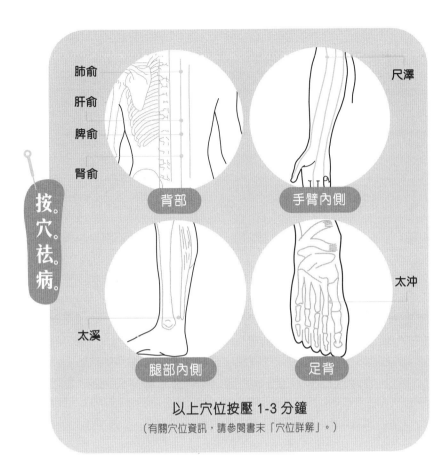

按穴祛病。

肺俞
肝俞
脾俞
腎俞

背部

尺澤

手臂內側

太溪

腿部內側

太沖

足背

以上穴位按壓 1-3 分鐘

（有關穴位資訊，請參閱書末「穴位詳解」。）

全方位保健。

- 注意四時氣候的變化，做好保暖防寒措施
- 飲食不宜過鹹、肥、甜，少吃刺激性食品，如辛辣食品
- 每週做不少於 3 次，每次 30 分鐘的帶氧運動
- 戒煙戒酒
- 保持心境開朗，少發脾氣
- 善用口罩，防止感染

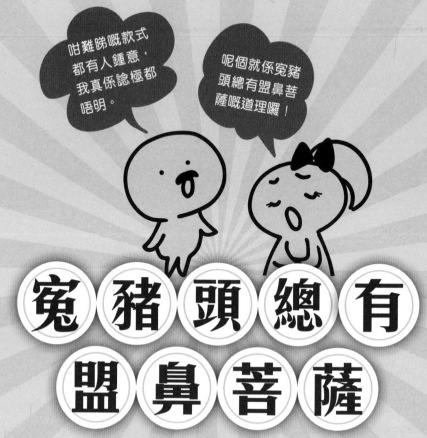

咁難睇嘅款式都有人鍾意，我真係諗極都唔明。

呢個就係冤豬頭總有盟鼻菩薩嘅道理囉！

冤豬頭總有盟鼻菩薩

（無論怎樣差勁的東西／人，總有喜好者）

話。裏。藏。醫。

「冤豬頭總有盟鼻菩薩」指無論怎樣差勁的東西／人，總有喜好者。盟鼻，即鼻塞，亦即中醫所指的鼻窒，相當於西醫指的慢性鼻炎。**鼻塞** 的成因可分為虛證與實證。無論是實證還是虛證，鼻塞都會使人嗅覺遲鈍。盟鼻日久的人，真會嗅覺失靈，試問盟鼻的菩薩，香臭不分，又怎會嫌棄臭的豬頭作為祭品？這句俗語，實有其中醫的理據。

鼻塞的成因可分為虛證（原因是正氣不足，即抵抗力差）與實證（原因是邪盛正不衰，即病勢猛烈而機體抵抗力正常）。

虛證症狀多見鼻塞時輕時重，流鼻涕、頭脹等，遇寒冷天氣更感難受，虛症的原因通常是肺脾氣虛，肺通於鼻竅，而脾負責轉輸營養及水份滋養全身。肺脾氣虛，陽氣不足，抗禦外寒的能力便差，故天氣一轉涼，症狀便會加劇。肺虛較嚴重時，水液佈輸不暢，會生痰及引起咳嗽，脾氣虛弱較嚴重時，人會怠倦乏力，消化吸收力弱，易生痰濕，大便更會較稀。

實症的表現多見鼻內腫實，鼻涕色黃而黏稠，咳嗽痰多，嗅覺遲鈍。主因是感冒後，病毒或其他病菌，久留不去，留滯鼻內，使氣血瘀滯，濕濁犯肺，引致流鼻涕、咳嗽、多痰等現象。

❶ 芫荽甜湯

材料：芫荽 3 條，水 2 碗，片糖半塊。

製法：將材料放入水中，煲滾後，轉小火煲 15 分鐘即成。

服法：每日 1 次。

適用：肺脾氣虛，鼻塞，鼻炎。

❷ 參蘇茶

材料：紫蘇葉 10 克，黨參 15 克，陳皮 10 克，葱 10 克，水 4 碗。

製法：黨參放入水中，煲滾後，轉中火，煲 20 分鐘，再加其餘材料，再煲 10 分鐘，即成。

服法：一週 1~2 次。

適用：肺脾氣虛，鼻塞，鼻炎。

1 參蘇飲

組成：人參，紫蘇葉，葛根，前胡，半夏，茯苓，
　　　陳皮，甘草，桔梗，枳殼，木香，生薑，大
　　　棗。

功用：補益肺脾，通散鼻竅。

主治：肺氣虛，鼻塞。

2 參苓白术散

組成：白扁豆，人參，白术，茯苓，山藥，蓮子
　　　肉，薏苡仁，砂仁，桔梗，甘草。

功用：健脾滲濕，驅風通竅。

主治：脾氣虛，鼻塞。

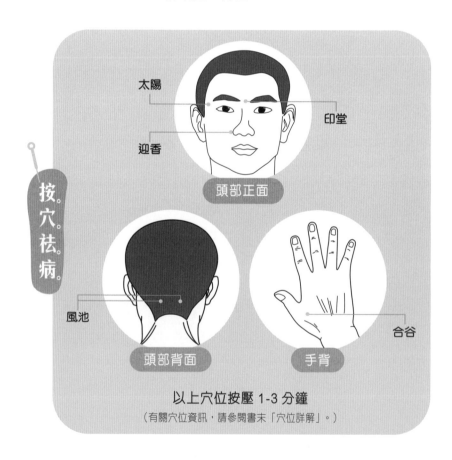

太陽　印堂　迎香

頭部正面

風池

頭部背面

合谷

手背

以上穴位按壓 1-3 分鐘

（有關穴位資訊，請參閱書末「穴位詳解」。）

- 每週最少運動 3 次，每次最少 30 分鐘，可選擇緩步跑、快步走、游泳、太極等。
- 戒除煙酒
- 避免進出空氣混濁的地方

哇，你個樣……好殘呀！

唉！公司炒咗好多人，得番我，又要聽電話，又要處理文件，做到甩肺，你話殘唔殘呀！

做到甩肺

（工作勞累）

話。裏。藏醫。

「做到甩肺」形容工作勞累，辛苦得要命，非常難以支持下去的樣子。中醫的藏象學說指出，肺是一個十分重要的臟腑而且十分 **嬌嫩，容易受傷**。若一個人失掉了他的肺，後果實在堪虞，所以坊間用甩肺來形容辛苦得要命，可謂符合中醫的情和理。

肺的功用共有四個:

1. 肺主管呼吸及全身的氣,肺對全身的氣機運作有調節的作用。

2. 肺亦主管氣的宣發及肅降。宣發是指將濁氣排出體外,並把脾胃所轉送過來的水穀精氣(飲料及食物的營養)輸佈全身,更同時宣發衛氣使皮膚毛孔適當地開合以排汗。肺的肅降功用包括:吸入自然界之清氣後向下輸佈至全身,並肅清呼吸道的外物,使呼吸暢順。

3. 通暢調節水津輸佈全身並向下輸送清氣及水份,透過腎及膀胱化為尿液,同時使皮膚毛孔開合而排汗。

4. 把清氣輸送到心及所有血管。肺主管呼吸,有控制氣機的升降,輔助心臟推動和調節血液循環,調節津液的傳輸等功用,影響全身百脈。

試想想人沒了肺、沒了呼吸,是甚麼的光景?

❶ 常吃柚子、梨子、楊桃、枇杷等水果可潤肺

注意:腎病人士慎服楊桃及柚子。

❷ 北沙參玉竹湯

材料:北沙參 20 克,玉竹 20 克,瘦肉 20 克,無花果 6 粒,水 20 碗。

製法:藥材先洗淨,瘦肉汆水,無花果切粒,放入水中,煲滾後,大火煲 20 分鐘,中火煲 1 小時。

服法:每週 1~2 次。

適用:肺燥,咳嗽。

❸ 核桃梨汁

材料：核桃 30 克，梨 2 個，冰糖適量，水 4 碗。

製法：核桃及梨放入攪拌機中攪成細粒，加滾水 4 碗，燉 1 小時成濃汁。

服法：每日服 1~3 茶匙。

適用：肺虛，久咳虛弱。

對。證。下。藥。

❶ 保元湯

組成：黃芪，人參，炙甘草，肉桂，生薑。

功用：補氣溫陽。

主治：倦怠乏力，畏寒，氣短。

❷ 百合固金湯

組成：生地黃，熟地黃，麥冬，川貝母，百合，當歸，白芍，玄參，桔梗，甘草。

功用：養陰清熱，潤肺化痰。

主治：咽燥咳血，氣喘。

❸ 沙參麥冬湯

組成：北沙參，麥冬，玉竹，甘草，桑葉，白扁豆，天花粉。

功用：甘寒生津，清養肺胃。

主治：咽乾口渴，乾咳無痰。

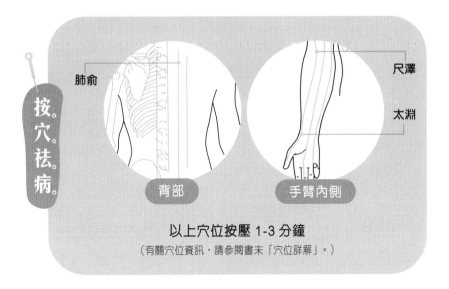

肺俞

尺澤

太淵

背部

手臂內側

以上穴位按壓 1-3 分鐘

（有關穴位資訊，請參閱書末「穴位詳解」。）

- 多做帶氧運動
- 少食煎炸、烤焗食物
- 保持室內空氣流通

小李最近失戀，睇佢失魂落魄嘅樣，就知佢幾痛苦啦！

唉！失戀真慘情！

失魂落魄

話。裏。藏。醫。

「失魂落魄」指人沒精打采，不能集中精神去做事。中醫認為魂魄是人類的精神靈氣，意志情緒的陰陽兩面。魂屬陽，構成人的思維才智；魄屬陰，構成人的感覺形體。肝藏魂，肺舍魄，而鬱怒傷肝，悲憂傷肺，人失意時鬱怒悲憂交集，會失魂落魄，是坊間與中醫共通的想法。

人的精神情緒與五臟（心、肝、脾、肺、腎）生理活動有密切的關係。人受到外界的刺激，精神情緒會被影響。我們的意識、思維會影響五臟的生理功用。反之若五臟的功用異常，則我們的精神情志和意識思維也必受影響而會有波動。中醫藏象學說中的五臟並非現代人體解剖學所指的單一器官，而是指臟腑的生理病理功用整體而言。

中醫認為，心儲藏了人的神，**肺儲藏了人的魄，肝儲藏了人的魂**，脾儲藏了人的意，腎儲藏了人的志。表明人的肺臟與魄有關，而肝臟則與魂有關。魂屬陽，構成人的思維才智；魄屬陰，構成人的感覺形體。又因為憂與悲的情緒會影響肺，如果一個人失戀，自然會憂鬱與悲傷，悲則氣消，人變得無精打采，肺及魄功能受損。憤怒的情緒會影響肝，失戀的人悲怒交集，鬱怒會傷肝及其魂，所以失意時失魂落魄，在所難免。反之，人的肺及肝功用如果不正常，亦會使其魂魄受損，易悲易怒。

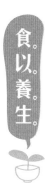

❶ 豬肺湯

材料：豬肺 1 個，南杏仁 20 克，炒薏苡仁 30 克，蜜棗 3 粒，水 30 碗。

製法：豬肺灌水洗淨，與其他材料共同放入水中，煲滾後，先大火煲 15 分鐘，再轉小火煲 2 小時，加鹽調味即成。

服法：每週 1~2 次。

適用：肺弱，氣管炎。

注意：高血脂者慎服。

❷ 百合雪梨湯

材料：百合 20 克，雪梨 4 個，瘦肉 200 克，水 15 碗。

製法：雪梨連皮洗淨切件，瘦肉汆水，與百合共同放入水中，煲滾後，先大火煲 15 分鐘，再小火煲 1 小時，加調味。

服法：每週 1~2 次。

適用：肺燥，氣管炎；老少咸宜。

❸ 紅菜頭湯

材料：紅菜頭 2 個，西芹 2 棵，馬鈴薯 2 個，瘦肉 200 克，水 15 碗。

製法：紅菜頭去皮切件，西芹切件，馬鈴薯去皮切件，瘦肉汆水，放入水中，煲滾後，大火煲 15 分鐘，再小火煲 45 分鐘，加調味即成。

服法：每週 1 次。

適用：養肝，柔肝。

注意：有腎病人士慎服紅菜頭。

❹ 茵陳養肝甜湯

材料：紅棗 10 粒，乾薑 15 克，茵陳 40 克，紅糖 50 克，水 8 碗。

製法：紅棗、乾薑、茵陳洗淨後放入水中，煲滾後，先大火煲 10 分鐘，再小火煲 30 分鐘，加入紅糖即成。

服法：每週 1 次，症好即止。

適用：目乾，肝血鬱滯。

對。
證。
下。
藥。

① 保元湯（補肺）

組成：黃芪，人參，甘草，肉桂，生薑。

功用：補氣溫陽。

主治：卷怠乏力，畏寒，氣短。

② 百合固金湯（補肺）

組成：生地黃，熟地黃，麥冬，川貝母，百合，當
歸，白芍，玄參，桔梗，甘草

功用：養陰清熱，潤肺化痰。

主治：咽燥咳血，咳嗽氣喘。

③ 柴胡疏肝湯（疏肝）

組成：陳皮，柴胡，川芎，香附，枳殼，白芍，炙甘
草。

功用：疏肝行氣，和血止痛。

主治：抑鬱，胸脅疼。

④ 六味地黃丸（補肝）

組成：熟地黃，山茱萸，山藥，澤瀉，茯苓，牡丹皮。

功用：滋補肝腎。

主治：失眠，健忘，煩燥。

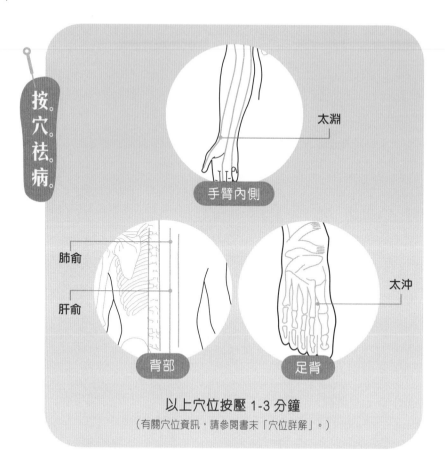

按穴祛病

太淵

手臂內側

肺俞

肝俞

背部

太沖

足背

以上穴位按壓 1-3 分鐘

（有關穴位資訊，請參閱書末「穴位詳解」。）

全方位保健

- 收拾心情，不要爲了一棵樹而放棄一個森林
- 忘記背後，努力向前
- 保持心境平靜，想一些自己擁有而又美好的東西
- 多向朋友傾訴

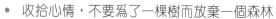

第 六 章

腎。

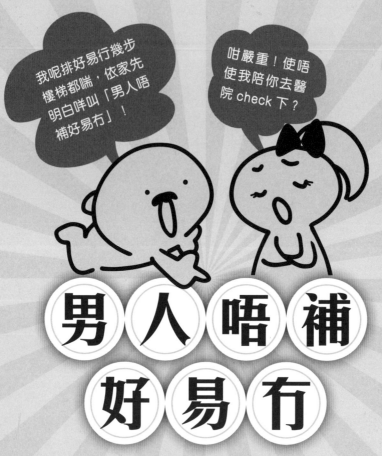

我呢排好易行幾步樓梯都喘，依家先明白咩叫「男人唔補好易冇」！

咁嚴重！使唔使我陪你去醫院 check 下？

男人唔補好易冇

（男士不進補，則身體機能易退化）

話。裏。藏。醫。

「男人唔補好易冇」指男士若不補身，會失去年輕時的體力、魄力或性能力。而中醫亦認為，人到中年，身體機能會出現退化，無論男女都會有更年期及相關病症，以女士較為明顯，因月經會停止，而男士亦會因年事漸長而失去以往的體力魄力，甚至性能力。如果不及時進補，問題會更嚴重。可見坊間的用法與中醫的用法大致相同。

男士更年期約發生在 64 歲前後十年之間，因腎中陰（即男性荷爾蒙）、陽（腎的功用）衰退。如腎陽不足較嚴重，神疲乏力、精神萎靡、心情不佳、尿頻等問題開始出現；如腎陰不足較嚴重，會有失眠、煩躁、盜汗等問題。其症狀最嚴重的莫過於陽萎，即出現性功用障礙。陰莖在性交時不能有效勃起，陽萎常與遺精、早洩並見，嚴重影響男士的心情及信心。中醫認為，造成陽萎的原因有五個：

1. 房勞過度，腎火衰弱，精氣虛損；
2. 工作壓力過大，用腦過度，心脾兩虛；
3. 對現狀的改變及未來不穩定的情況誠惶誠恐，恐懼傷及腎臟；
4. 憂思鬱怒，傷及肝臟；
5. 飲食不節，嗜食肥膩、甜食或煎炸烤焗食物或缺乏運動，濕熱下注，阻塞經絡。

陽萎不一定是更年期男士的專利，壯年男士亦有患病可能。如果是實證，即邪盛，如肝鬱化火，需要瀉火清熱，如濕熱下注宜祛濕清熱。如果是虛證，即血氣陰陽不足，如脾腎失養，應加以調補。滋補時不可過燥，要滋陰同時補陽。動物藥如龜甲、鱉甲有滋陰的功能，最宜使用。

❶ 鵪鶉湯

材料：鵪鶉 1 隻，枸杞子 15 克，桑寄生 30 克，韭菜 100 克，水 15 碗。

製法：將鵪鶉劏好洗淨，加入其他材料煲至大滾，大火煲 15 分鐘，再轉中火煲 1.5 小時，加入調味即成。

服法：一週 1～2 次。

適用：陽萎，面色不佳，疲倦乏力。

❷ 羊肉煲

材料：羊肉 500 克，大蒜 100 克，水 3 碗。

製法：以上材料切件，去皮，加水煲至大滾，大火煲
　　　10 分鐘，轉小火炆 1.5 小時，加鹽調味即成。

服法：一週 2-3 次。

適用：陽萎，尿頻，手腳冷。

❸ 龍眼糖水

材料：龍眼、蓮子肉、山藥 20 克，水 6 碗。

製法：材料浸 30 分鐘，煲滾後，大火煲 10 分鐘，轉
　　　小火煲 30 分鐘即成。

服法：一日 1 次。

適用：多思多慮，面色萎黃，陽萎。

❹ 肉蓯蓉湯

材料：淡豆豉 30 克，豆腐 100 克，乾地寶魚 20 克，
　　　蘿蔔、芋頭各 50 克，肉蓯蓉 12 克，水 10 碗。

製法：肉蓯蓉浸水中 30 分鐘，大滾後煲 10 分鐘，
　　　轉中火煲 30 分鐘，加入淡豆豉、乾地保魚及
　　　已切件的蘿蔔及芋頭再煲 20 分鐘，再加入豆
　　　腐煲 10 分鐘，加入鹽調味即成。

服法：一週 1 至 2 次。

適用：心情不佳，口乾口苦，陽萎。

❶ 右歸丸

組成：熟地黃，山藥，山茱萸，枸杞子，杜仲，菟絲子，製附子，肉桂，當歸，鹿角膠。

功用：溫補下元。

主治：腰膝軟弱，怕冷。

❷ 歸脾湯

組成：人參，黃芪，白朮，茯神，酸棗仁，龍眼肉，木香，炙甘草，當歸，遠志。

功用：補益心脾。

主治：多思多慮，心脾受損。

❸ 大補元煎

組成：人參，炒山藥，熟地黃，杜仲，枸杞子，當歸，山茱萸，炙甘草。

功用：益腎寧神。

主治：恐懼傷腎。

❹ 逍遙散

組成：柴胡，白朮，白芍，當歸，茯苓，炙甘草，薄荷，煨薑。

功用：疏肝解鬱。

主治：兩脅作痛，頭痛。

❺ 龍膽瀉肝湯

組成：龍膽，澤瀉，木通，車前子，當歸，柴胡，生地黃，梔子，黃芩，甘草。

功用：清化濕熱。

主治：陽痿，小便淋濁。

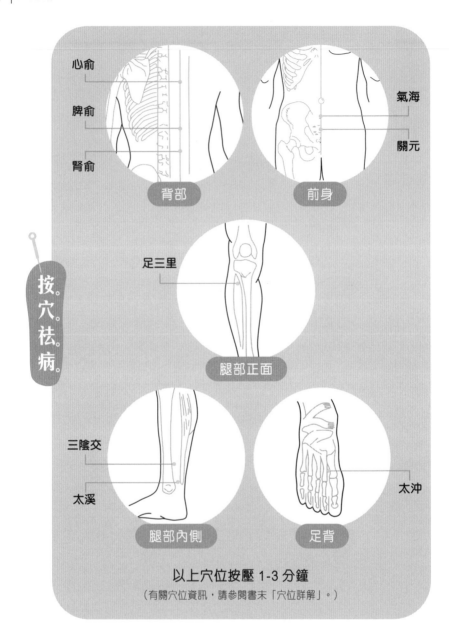

心俞
脾俞
腎俞
背部

氣海
關元
前身

足三里
腿部正面

按穴祛病。

三陰交
太溪
腿部內側

太沖
足背

以上穴位按壓 1-3 分鐘

（有關穴位資訊，請參閱書末「穴位詳解」。）

全。方。位。保。健。

- 節制房事
- 戒煙，戒酒
- 有壓力問題多與朋友傾訴
- 以運動、唱歌、太極、瑜伽等活動減壓

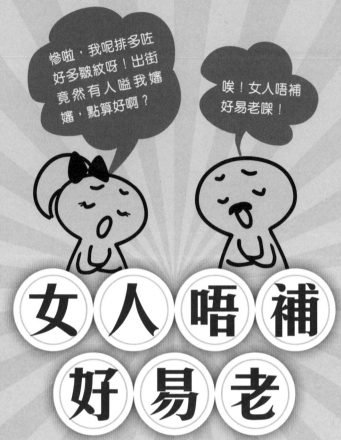

慘啦，我呢排多咗好多皺紋呀！出街竟然有人嗌我嬸嬸，點算好啊？

唉！女人唔補好易老㗎！

女人唔補好易老

（女士不進補，則容易衰老）

話．裏．藏．醫

「女人唔補好易老」指女人要青春常駐，就需要時常注意調補身體。除了在解剖學上體形、性徵不同外，中醫認為，女性的生理又比男性多出幾項特點：月經、帶下、懷孕、生產及哺乳。由於這幾個特點均涉及血及津液的代謝，所以女性 以血為主 。氣為血之統帥，血有賴氣的推動以循環流動，氣行血亦行，血為氣之母，血是氣的載體，血和氣互相滋生。故女性的確應多加重視調補，尤期以 腎、肝、脾 三臟腑為主。

身體健康的女性月經會按期而至，月經正常才可受孕。女性的月經與腎、肝、脾三個臟腑有密切的關係，腎為「先天之本」，元氣之根，並貯藏精氣。精能生血，血能化精，精血同源而互相滋生，成為月經的基礎物質。精又能化氣，腎氣的盛衰影響月經的停續與否。腎又包含腎陰、腎陽、五臟六腑的元陰元陽。肝有儲藏血液及調節血量的功用，如果肝氣暢達，則月經正常。脾是人的「後天之本」，是氣血生長化育的源泉。脾主管宗（中）氣又統攝血液，脾氣健運，血循常道而行，否則便會出血；脾胃水穀化生有力，則血海滿盈，月經便會定期而來。

中醫常用的婦科調養方法有補腎滋陰，疏肝養肝，健脾和胃。腎陽、腎陰為女性生長發育及生殖下一代的根本，所以補腎滋陰尤為重要。腎陽不足，常會手足寒冷。腎陰不足，會覺乾燥，或有五心煩熱等。疏肝養肝，對於女性的保養來說也非常重要。肝腎同源，養肝同樣要重視滋陰，這樣肝陽才不會亢進。肝陽亢的時候，人常感頭痛、易怒。肝失疏導，則氣易鬱結，常有胸痛、氣脹、悶悶不樂等情況。

在脾胃方面，重健脾和胃，脾失健運，會胃口不佳、疲倦無力、面色萎黃、便溏。胃失和降，會有嘔吐、呃逆、噯氣等現象。脾胃健旺，能消化及吸收飲料和食物的精華，氣血才會旺盛。氣血是維持人體生命動力的物質，氣血充足，月經、帶下、懷孕、生產、哺乳都會正常。反之，月經不調、不孕等問題便會接踵而來。

❶ 雞血藤黑豆湯

材料：瘦肉 200 克，雞血藤 30 克，黑豆 30 克，水 15 碗。

製法：瘦肉汆水，黑豆浸 2 小時，將材料放入水中，煲滾後，大火煲 15 分鐘，轉中火煲 1.5 小時，調味即成。

服法：每週 1~2 次。

適用：養血活血。

❷ 當歸黨參牛肉湯

材料：牛肉 200 克，當歸 30 克，黨參 30 克，紅棗
8 粒，水 15 碗。

製法：牛肉洗淨汆水切件，將材料放入水中，煲滾
後，大火煲 15 分鐘，轉中火煲 1.5 小時，
加鹽即成。

服法：每週 1~2 次。

適用：補血調經，健脾益氣。

❸ 花生紅棗粥

材料：花生連衣 30 克，紅棗 12 粒，白米 1 碗，水
30 碗。

製法：材料洗淨，放入水中，煲滾後，大火煲 15
分鐘，轉小火煲 1 小時，調味即成。

服法：每週 1~2 次。

適用：補氣血，固肝腎，養顏美容。

對。證。下。藥。

❶ 左歸丸（補腎陰）

組成：熟地黃，山藥，枸杞子，山茱萸，川牛膝，
菟絲子，鹿角膠，龜甲膠。

功用：滋陰補腎。

主治：頭目眩暈，腰酸腿軟，遺精滑泄，自汗盜
汗，口燥咽乾，渴欲飲水。

❷ 右歸丸（補腎陽）

組成：熟地黃，山藥，山茱萸，枸杞子，鹿角膠，
菟絲子，杜仲，當歸，肉桂，製附子。

功用：溫補腎陽，填精補血。

主治：久病氣衰神疲，畏寒肢冷，或陽痿遺精，陽衰無子，大便不實，甚則完穀不化，或小便自遺，腰膝軟弱，下肢浮腫等。

③ 參苓白术散（補氣）

組成：蓮子肉，薏苡仁，砂仁，桔梗，白扁豆，茯苓，人參，甘草，白术，山藥。

功用：益氣健脾，滲濕止瀉。

主治：食少，便溏，或瀉，或吐，四肢乏力，形體消瘦，胸脘悶脹，面色萎黃。

④ 四物湯（補血）

組成：當歸，川芎，白芍，熟地黃。

功用：補血調血。

主治：沖任虛損，月水不調，臍腹疼痛，崩中漏下，血瘕塊硬，時發疼痛，妊娠胎動不安，血下不止，及產後惡露不下，結生瘕聚，少腹堅痛，時作寒熱。

⑤ 一貫煎（養肝）

組成：北沙參，麥冬，當歸，生地黃，枸杞子，川楝子。

功用：滋陰疏肝。

主治：胸脘脅痛，吞酸吐苦，咽乾口燥。

⑥ 八珍湯（氣血並補）

組成：當歸，川芎，白芍，熟地黃，人參，白术，茯苓，甘草。

功用：補益氣血。

主治：面色蒼白或萎黃，頭暈眼花，四肢倦怠，氣短懶言，心悸怔忡，食慾減退。

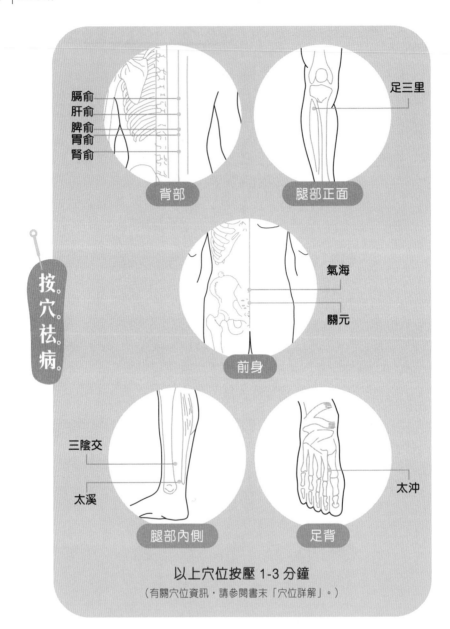

按。穴。祛。病。

膈俞
肝俞
脾俞
胃俞
腎俞

背部

足三里

腿部正面

氣海

關元

前身

三陰交

太溪

腿部內側

太沖

足背

以上穴位按壓 1-3 分鐘
（有關穴位資訊，請參閱書末「穴位詳解」。）

全方位保健

- 作息要定時，勞逸要分配平均，早睡早起
- 按四時的特性調理身體，如春天祛濕．夏天消暑，秋天潤燥，冬天溫補
- 多補充水份，每天宜喝 8 杯開水
- 少吃肥膩、甜食、煎炸、烤焗食物
- 飲食要均衡而富營養
- 保持心境開朗
- 做適量運動

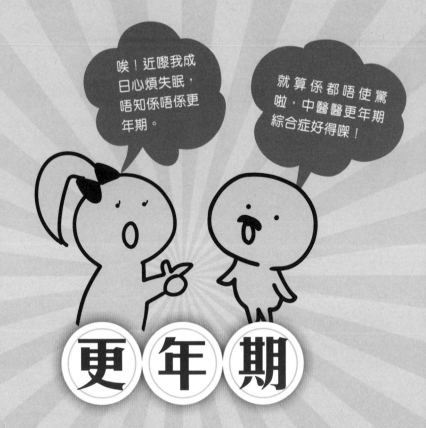

唉！近嚟我成日心煩失眠，唔知係唔係更年期。

就算係都唔使驚啦，中醫醫更年期綜合症好得㗎！

更年期

話。裏。藏。醫。

坊間「更年期」指女性到了月經停止前後，出現心悸、失眠、煩躁、潮熱等症狀，易哭易怒，影響情緒及人際交往。中醫認為，「更年期」問題（即停經前後的時期）不只包括女性腎陰不足造成的煩躁、潮熱、心悸失眠，也包括腎陽不足造成的面色晦暗、精神萎靡、怕冷、健忘、心情鬱悶等，範圍更廣。

坊間所謂的更年期綜合症即中醫婦科學所講的絕經前後諸症。雖然男士到中年亦會因身體狀況改變而出現體力減退，失去自信，狂燥等問題。但一般認為，女性到更年期時因月經不再來（女性荷爾蒙水平下降）而引致情緒大幅波動的例子較多。所以此病歸入婦科病之中。

中醫指出女性到了 49 歲前後十年稱為更年期，此時期人腎中的陰陽精氣隨年月而減少，天癸（生理物質或荷爾蒙）衰竭。但因個人的體質及生活環境不同，有些女性在更年期時會陰陽失調，臟腑氣血不能協調，以致出現心煩、失眠等症候，引致情緒不寧，常發脾氣。腎主管人體生長、發育及生殖，腎虛則這三個功用均停止。

腎虛又分為腎陰（生理物質）及腎陽（功用）不足。腎陰不足表現多見兩手心、兩腳心及心（五心）煩熱，腰膝酸痛，頭暈目眩，耳鳴，皮膚乾，便乾，頭面潮紅，月經不定期，潮熱，盜汗，煩躁易怒。若是因腎陽不足，表現多見面色晦暗，精神萎靡，大便稀溏或月經大量出血，怕冷，尿頻或夜尿多，抑鬱等。

❶ 淫羊藿酒

材料：淫羊藿 100 克，白酒 1 升。

製法：將淫羊藿洗淨吹乾，放入布袋內，再放入白酒之中，浸 7-10 天即成。

服法：每日 10 毫升。

適用：怕冷，腰膝酸痛。

② 百合糖水

材料：北沙參 30 克，玉竹 30 克，百合 60 克，水 15 碗。

製法：將以上材料放入水中浸 30 分鐘，煲滾後，大火煲 10 分鐘，轉小火再煲 1 小時即成，可加入冰糖調味。

服法：一週 1~2 次。

適用：失眠，心煩，乾燥。

③ 鹿茸燉杞子

材料：鹿茸、枸杞子各 30 克，水 8 碗。

製法：將鹿茸及枸杞子洗淨與滾水同放入燉盅之內，燉 3 小時即成，可加調味。

服法：一週 1 次。

適用：失眠，怕冷。

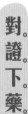

對。證。下。藥。

① 左歸丸

組成：熟地黃，山茱萸，枸杞子，山藥，龜甲膠，鹿角膠，菟絲子，川牛膝。

功用：滋養腎陰，潛陽。

主治：腎陰虛，心悸，失眠，煩燥，潮熱。

② 右歸丸合理中丸

組成：熟地黃，山藥，山茱萸，枸杞子，鹿角膠，菟絲子，杜仲，當歸，肉桂，製附子，人參，白朮，乾薑，炙甘草。

功用：滋養腎陽。

主治：腎陽虛，面色晦暗，精神萎靡，怕冷。

腎俞　　　　　　　　　　　　　　　　　　　　　太溪

背部　　　　　　　腿部內側

以上穴位按壓 1-3 分鐘

（有關穴位資訊，請參閱書末「穴位詳解」。）

全。方。位。保。健。

- 多發掘自己的興趣，嘗試新事物，你便會明白中年才是人生的新開始
- 飲食要均衡而富營養，不要暴飲暴食，作息要定時
- 多做運動，延緩衰老，游泳、太極、緩步跑均對身體有益。每週三次，不少於 30 分鐘，持之以恆

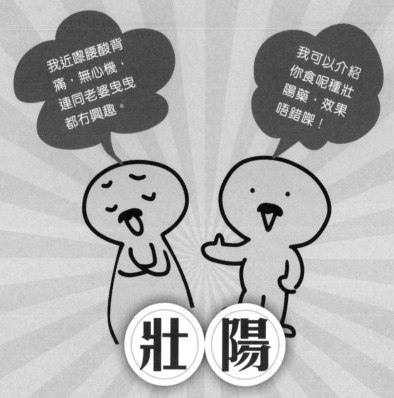

我近嚟腰酸背痛，無心機，連同老婆曳曳都冇興趣。

我可以介紹你食呢種壯陽藥，效果唔錯㗎！

壯陽

（增強男性性功用）

話。裏。藏。醫。

「壯陽」指增強男性的性功用。中醫指出任何事物皆可分出陰陽，人的生理物質屬陰，而生理功用屬陽。不論男女如果腎陽不足都會怠倦、腰酸、對事物失去興趣（包括性事）、尿頻、怕冷。此時就要壯陽，提升人的整體功能。

所以，壯陽一詞的中醫含義與坊間含義，相比之下就更廣義了。

陰陽，是中國哲學的理論，先賢認為任何事物和現象都有其相對立又關聯的屬性。只要一對事物是相關聯的，或是同一事物的兩面，便可分出陰陽。以相關的事物為例，男人屬陽，女人屬陰；工作、活動為陽，消閒、休息為陰。以同一事物為例，一天之中上午屬陽，下午屬陰；人的背面為陽，人的前面屬陰。

陰陽的特性是能夠對立制約，互根互用，消長平衡，和相互轉化。陰與陽的對立制約和互根互用，不是靜態的而是不斷的運動變化，互相調節的。如果陰陽失調便會導致陰陽偏盛或偏虛而產生病變。

陰陽學說在中醫的應用很廣，在人體結構而言五臟屬陰，因其藏有精氣，但不會儲存食物，六腑屬陽，因其傳導和運化食物，但不藏精氣。在生理上而言，功用屬陽，物質屬陰；氣屬陽，而血、津液屬陰。在病理變化而言，正氣中包括陰液和陽氣，邪氣亦分陰和陽。陰陽失調的原因可以是陰陽偏盛或陰陽偏虛。在病的診斷而言，陰陽是辨證的總綱，寒、裏、虛證屬陰；熱、表、實證屬陽。在治病而言，陰陽偏盛或偏虛時，常用瀉其有餘，補其不足的方法。此外，藥物亦分陰陽。藥有四氣，上升、浮散的藥屬陽；下降、沉而重鎮的屬陰。藥有五味，其中辛、甘、淡屬陽；酸、苦、鹹屬陰。

在陰陽失衡時，先要確定您到底是陰出現問題（陰虛，陰盛），還是陽出現問題（陽虛，陽盛）。陽盛則熱，陰盛則寒；陽盛則寒，陰虛則熱。若發現是陰虛，就要補陰或滋陰；若是陽虛，就要壯陽。

人在陽虛的時候神疲乏力，無精打采，腰膝酸軟無力，怕冷，手腳冰冷，對所有事情失去興趣（包括性事），這時候我們要補或壯陽，即**增強人體的整體功用**。因為腎封藏人體的精氣，故腎為人體「先天之本」，而陽虛的原因，通常是「命門」（即腎）火虛，故壯陽就要補腎陽。腎的其中一

個功用是主管人的生殖及人的二陰（前陰即外生殖器、尿道，後陰即肛門），所以壯腎陽，間接會增強性功用。

但腎亦同時主管人的生長、發育、深化吸入的空氣，所以壯陽會使人整體更精力充沛、神采飛揚。

食。以。養。生。

❶ 清燉鹿茸湯

材料：鹿茸 30 克，瘦肉 100 克，水 4 碗。

製法：瘦肉汆水，將鹿茸、瘦肉放入燉盅內，加入滾水 4 碗，中火燉 3 小時。

服法：每週 1 次。

適用：補精益髓，強筋骨，止帶。

❷ 炆海參

材料：海參 500 克，生菜 200 克，上湯 1 罐，薑、葱各少許。

製法：海參洗淨汆水。用薑、葱爆香油鑊，加入海參炒 10 分鐘。加入上湯，煲滾後，大火煲 15 分鐘，轉小火炆 1 小時。再加入生菜炆 5 分鐘即成。

服法：每週 1 次。

適用：陽痿，腰膝疲軟。

注意：消化力差者慎服。

❸ 韭菜炒蛋

材料：韭菜 200 克，雞蛋 3 隻。

製法：韭菜洗淨，瀝乾，切小段。雞蛋打散加鹽待用。韭菜放入油鑊加鹽炒約 10 分鐘，加蓋焗 5 分鐘，再加入蛋汁煎 3 分鐘即成。

服法：每週 1~2 次。

適用：滋補腎陽，補虛，保暖，溫中行氣。

注意：有濕熱者慎服。

① 腎氣丸

組成：地黃，山藥，山茱萸，澤瀉，茯苓，牡丹皮，桂枝，製附子。

功用：溫補腎陽。

主治：腰痛腳軟，下半身常有冷感，少腹拘急，小便不利，或小便反多，腳氣、痰飲、消渴等。

② 右歸丸

組成：熟地黃，山藥，山茱萸，枸杞子，鹿角膠，菟絲子，杜仲，當歸，肉桂，製附子。

功用：溫補腎陽，填精補血。

主治：久病氣衰神疲，畏寒肢冷，或陽痿遺精，陽衰無子，大便不實，甚則完穀不化，或小便自遺，腰膝軟弱，下肢浮腫等。

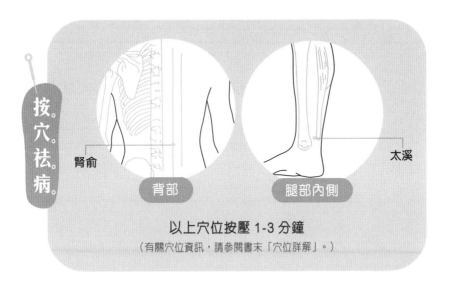

腎俞　　　　　　　　　　　　　　　　　太溪

背部　　　　　　　腿部內側

以上穴位按壓 1-3 分鐘

（有關穴位資訊，請參閱書末「穴位詳解」。）

全。方。位。保。健。

- 作息要均衡，勞逸要分配平均
- 按四時的特性而因時調理身體，如春天祛濕，夏天消暑，秋天潤燥，冬天溫補
- 每天堅持做 30 分鐘到 45 分鐘帶氧運動
- 多練氣功、太極
- 節制房事

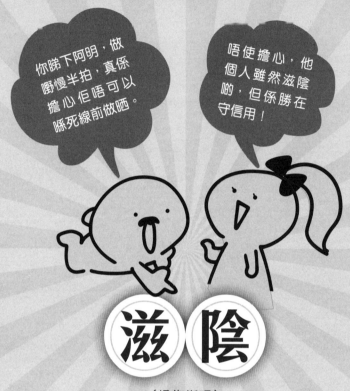

你睇下阿明，做嘢慢半拍，真係擔心佢唔可以喺死線前做晒。

唔使擔心，他個人雖然滋陰啲，但係勝在守信用！

滋陰

（慢條斯理）

話。裏。藏。醫。

「滋陰」指慢條斯理，悠悠閒閒，不着急，不動火的意思，也指懂養生之道。中醫認為，人體健康須講究陰陽平衡，若陰虛陽盛，人容易煩躁不安，則須補陰或滋陰。滋陰後，人體陰陽平衡，情緒自會安和。故「滋陰」被引申為懂得養生之道，做事不急不躁，可以說是有中醫理據。

中。醫。細。説。

陰陽學說在中醫中的應用很廣。在人體結構而言五臟屬陰，因五臟內藏精氣，但不會儲存食物；六腑屬陽，因六腑傳導和運化食物，但不藏精氣。在生理上而言，功用屬陽，物質屬陰；氣屬陽，而精血、津液屬陰。在病理變化而言，正氣中包括陰液和陽氣，邪氣亦分陰和陽。邪氣中寒、濕為陰邪，風、暑、熱（火）、燥為陽邪。陰陽失調的原因可以是陰陽偏盛，陰陽偏虛。在病的診斷而言，陰陽是辨證的總綱，寒、裏、虛證屬陰；熱、表、實證屬陽。在治病而言，陰陽偏盛或偏虛時，常用瀉其有餘，補其不足的方法。

在陰陽失衡時，先要確定到底是陰出現問題（陰虛，陰盛），還是陽出現問題（陽虛，陽盛）。所謂陽盛則熱，陰盛則寒；陽虛則寒，陰虛則熱。若發現是陰虛，就要補陰或滋陰。

造成陰虛的原因，包括營養不足、吸收力差、嗜食煎炸烤焗食物、休息不足、生活壓力大、房勞過度及思慮過度；陰虛津液不足易生「虛火」，人會發生口乾、虛熱、煩躁、便秘、失眠等問題。此時，中醫會替病人滋陰潤燥。陰津充足，人心情自然不再煩躁。情緒安和，人自然不慍不火。

食。以。養。生。

❶ 鮑魚元貝粥

材料：水 30 碗，乾元貝 6 粒，乾鮑魚 4 隻，米 1 碗。

製法：鮑魚浸 24 小時（如用鮮鮑魚不用浸泡），元貝浸 3 小時。將材料及米放入水中，煲滾後，大火煲 15 分鐘，轉中火煲 1 小時，加鹽即成。

服法：每週 1~2 次。消化力虛者不宜吃鮑魚及乾貝，但可吃粥。

適用：滋陰明目，強身健體，生津益血。

❷ 杞子麥冬茶

材料：枸杞子，麥冬各 30 克，水 2 杯。

製法：材料略洗，置於碗中，加入大滾水，加蓋，焗 30 分鐘。

服法：以茶代水，連續一週。

適用：眼乾，口乾不欲飲。

對。證。下。藥。

❶ 六味地黃丸

組成：熟地黃，山茱萸，山藥，澤瀉，茯苓，牡丹皮。

功用：滋補肝腎。

主治：腰膝酸軟，頭目眩暈，耳鳴耳聾，盜汗遺精，或虛火上炎而致骨蒸潮熱，手足心熱，或消渴，或虛火牙痛，口燥咽乾。

❷ 左歸丸

組成：熟地黃，山藥，枸杞子，山茱萸，川牛膝，菟絲子，鹿角膠，龜甲膠。

功用：滋陰補腎。

主治：頭目眩暈，腰酸腿軟，遺精滑泄，自汗盜汗，口燥咽乾，渴欲飲水。

按。穴。祛。病。

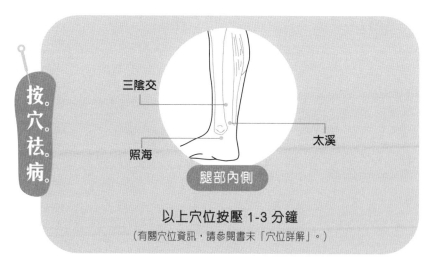

三陰交

照海

太溪

腿部內側

以上穴位按壓 1-3 分鐘

（有關穴位資訊，請參閱書末「穴位詳解」。）

全。方。位。保。健。

- 作息要定時，勞逸要分配平均，早睡早起
- 按四時的特性調理身體，如春天祛濕，夏天消暑，秋天潤燥，冬天溫補
- 多補充水份
- 飲食要均衡而富營養
- 少吃煎炸、烤焗食品

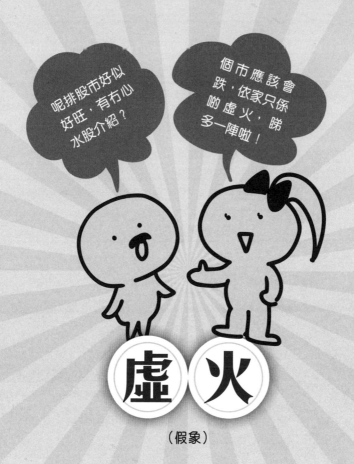

呢排股市好似好旺，有冇心水股介紹？

個市應該會跌，依家只係啲虛火，睇多一陣啦！

虛火

（假象）

話。裏。藏。醫。

俗語「虛火」指假像，不真實的、表面的東西。中醫認為虛火的「虛」是相對於「實熱（火）」而言，所指的是陰虛時所感到的煩熱，其真實的病因 是陰不足，以致陽相對亢奮 ，而非真正的陽盛。這一次，俗語與中醫兩者用法可以說如出一轍。

中醫細說

虛火所指的火就是陰虛時所感到的煩熱,陰虛的外在表現為兩頰潮紅,五心(心、兩手心、兩足心)發熱,心煩、口乾、牙肉生瘡、口舌靡爛,發熱的熱度比實熱(實火)的口面紅赤,全身發熱為低。表面的熱是假像,並非因為陽盛。其真實的病因是陰不足,引致陽相對亢奮,即真虛假實。在治療上,處理實熱(實火)的真熱證時,中醫會替病人瀉火、清熱,而治療虛熱(虛火)時,中醫則要以補陰,滋陰為重,清熱為次。千萬不可混淆,否則不止病不能除去,更會使病情愈加嚴重。假設醫師在病人虛熱時,只施以瀉熱治法,很可能會令病人陰陽兩虛。

食以養生

❶ 皮蛋瘦肉粥

材料:皮蛋 2 隻,鹹瘦肉 150 克,米 1 碗,水 30 碗,鹽 2 茶匙。

製法:瘦肉用鹽醃一夜,沖走鹽分。將米、瘦肉放入水中,煲滾後,先大火煲 10 分鐘,轉中火煲 1 小時,取出瘦肉撕成條狀,加入已切件的皮蛋,再煲 10 分鐘,加鹽調味。

服法:每週 1~2 次。

適用:口瘡,口潰瘍,清熱解毒。

❷ 蠔豉冬菇瘦肉湯

材料:蠔豉 8 隻,冬菇 6 隻,瘦肉 200 克,水 30 碗。

製法:冬菇浸泡 2 小時,蠔豉浸泡 30 分鐘,瘦肉汆水,放入水中,煲滾後,大火煲 15 分鐘,再轉中火煲 2 小時,加鹽即成。

服法:每週 1~2 次。

適用:煩躁,健脾,清熱。

❸ 西洋參石斛茶

材料：西洋參片、石斛粒各 10 克。

製法：以上材料略洗，置於碗中或焗杯中，加入大
　　　滾水，加蓋，焗 30 分鐘。

服法：每週 3~4 次。

適用：滋陰清火，補氣養腎。

注意：胃寒人士慎服。

❶ 六味地黃丸

組成：熟地黃，山茱萸，山藥，澤瀉，茯苓，牡丹皮。

功用：滋補肝腎。

主治：腰膝酸軟，頭目眩暈，耳鳴耳聾，盜汗遺
　　　精，或虛火上炎而致骨蒸潮熱，手足心熱，
　　　或消渴，或虛火牙痛，口燥咽乾。

❷ 麥冬湯

組成：麥冬，半夏，人參，甘草，粳米，大棗。

功用：滋養肺胃，降逆和中。

主治：① 咳逆上氣，咯痰不爽，或咳吐涎沫，口乾
　　　　咽燥，手足心熱。
　　　② 氣逆嘔吐，口渴咽乾。

❸ 大補陰丸

組成：黃柏，知母，熟地黃，龜甲。

功用：滋陰降火。

主治：骨蒸潮熱，盜汗遺精，咳嗽咯血，心煩易
　　　怒，足膝疼熱或痿軟。

對。證。下。藥。

④ 清骨散

組成：銀柴胡，胡黃連，秦艽，鱉甲，地骨皮，青
　　　蒿，知母，甘草。

功用：清虛熱，退骨蒸。

主治：骨蒸潮熱，或低熱日久不退，形體消瘦，唇
　　　紅顴赤，困倦盜汗，或口渴心煩。

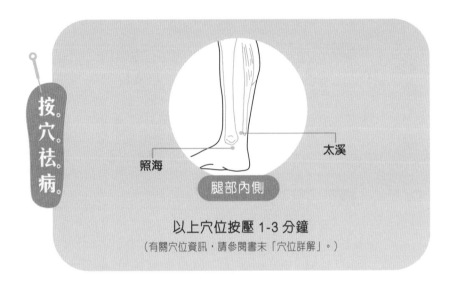

按穴祛病。

照海　　　太溪

腿部內側

以上穴位按壓 1-3 分鐘

（有關穴位資訊，請參閱書末「穴位詳解」。）

全方位保健。

- 早睡早起，不要勞慮過度
- 少吃煎炸、烤焗食物

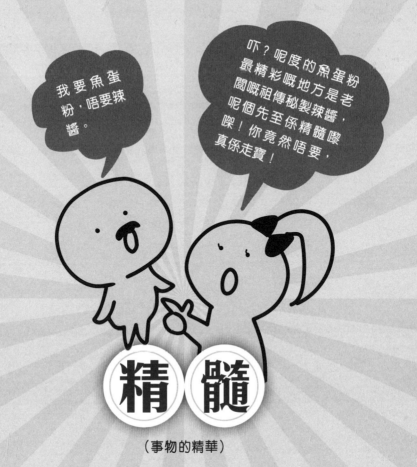

我要魚蛋粉，唔要辣醬。

吓？呢度的魚蛋粉最精彩嘅地方是老闆嘅祖傳秘製辣醬，呢個先至係精髓㗎喋！你竟然唔要，真係走寶！

精髓

（事物的精華）

「精髓」指事物的精華及其重要的地方。中醫認為人的精包括「先天之精」及「後天之精」，是人生長的重要元素。而髓包括骨髓、脊髓和腦髓，功能包括造血，滋養骨骼，充養腦髓，促進腦的神志及與全身的連繫。

所以，人的精與髓都是人重要的物質，是人之所以成為人的「精髓」所在。這一次坊間用法與中醫理論又相符了。

精，就是腎中精氣，包括「先天之精」與「後天之精」，是主宰人體生長、發育及生殖能力的物質。

「先天之精」由父母遺傳給我們；「後天之精」是食物飲料通過腸胃的運化而產生的水穀精華，以及其他臟腑在活動中化生的精氣，通過代謝平衡後的剩餘部分，藏於腎中。

髓，是指骨髓、脊髓和腦髓，由腎主管。腎中精氣的盛衰，不但影響着生長、發育與生殖，更影響着骨髓、脊髓和腦髓的充盈和發育。骨髓有造血功用，充盈與否影響骨的生長及發育及血的生成。脊髓有傳導和反射功用，傳導腦的感覺並指揮肌肉骨絡及內臟活動，腦髓是人智慧、記憶、情感、感覺運動的指揮地。脊髓、腦髓上通於大腦，髓聚而成腦，故稱「腦為髓海」，所以腎中精氣亦影響腦的發育。

人體中的精與髓，都是人體生命活動的重要物質，無精人就不會出生，亦不會發育完全，更不會有能力去繁衍下一代。無髓則人的骨骼結合會出現問題，生血亦會不足，腦也不會健全。

❶ 美味生蠔

材料：生蠔 3 隻，番茄汁、檸檬汁各適量。

製法：於衛生情況良好的超市購買生蠔，加上檸檬汁、番茄汁，生吃。

服法：每週 1~2 次。

適用：強精，壯陽，增強體力，改善貧血。

注意：腸胃虛弱者慎服。

❷ 豉椒炒青口

材料：急凍青口 500 克，豆豉 1/2 包，辣椒 1 隻，
　　　鹽少許，水 1/2 碗，薑少許。

製法：豆豉洗淨，放於 3 茶匙的水中浸 30 分鐘後
　　　壓成茸。油鑊爆香薑片，加青口炒 5 分鐘，
　　　加入豆豉及辣椒再炒 5 分鐘，加入水，加
　　　蓋，焗 5 分鐘即成。

服法：每週 1~2 次。

適用：補肝益腎，益精血。

❸ 牛骨髓炒黑木耳

材料：黑木耳 5 朵，牛骨髓 200 克，水 1/2 碗，薑
　　　少許。

製法：黑木耳浸泡 2 小時，切細件。牛骨髓切件。
　　　用油鑊加薑爆香，加入牛骨髓炒 10 分鐘，
　　　再加入黑木耳炒 5 分鐘，加水半碗，加蓋焗
　　　30 分鐘，加鹽即成。

服法：每週 1~2 次。

適用：補腦，補骨髓。

注意：腸胃弱者慎服。

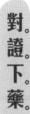

對證下藥

❶ 左歸丸

組成：熟地黃，山藥，枸杞子，山茱萸，川牛膝，
　　　菟絲子，鹿角膠，龜甲膠。

功用：滋陰補腎。

主治：頭目眩暈，腰酸腿軟，遺精滑泄，自汗盜
　　　汗，口燥咽乾，渴欲飲水。

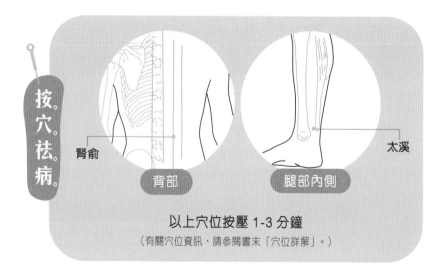

② 右歸丸

組成：熟地黃，山藥，山茱萸，枸杞子，鹿角膠，
菟絲子，杜仲，當歸，肉桂，製附子。

功用：溫補腎陽，填精補血。

主治：久病氣衰神疲，畏寒肢冷，或陽痿遺精，陽
衰無子，大便不實，甚則完穀不化，或小便
自遺，腰膝軟弱，下肢浮腫等。

③ 五子衍宗丸

組成：枸杞子，菟絲子，五味子，覆盆子，車前子。

功用：補腎固精。

主治：陽痿早洩，少年早衰，精寒無子。

按穴祛病

腎俞　背部　　腿部內側　　太溪

以上穴位按壓 1-3 分鐘

（有關穴位資訊，請參閱書末「穴位詳解」。）

全方位保健

- 節制房事
- 多做運動
- 飲食要均衡而富營養，並要減少鹽分
- 早睡早起
- 不要勞累過度

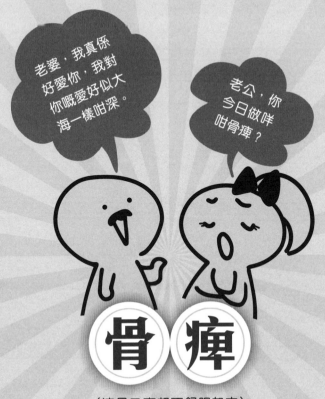

骨痹

（連骨子裏都不舒服起來）

話。裏。藏。醫。

「骨痹」指十分難以忍受，令人連骨子裏都不舒服起來。痹症在中醫而言，是指人體因居於潮濕之地、涉水冒雨、氣候劇變至冷熱交錯，加上正氣不足而形成肌肉、筋骨、關節酸痛，麻木、沉重等不舒服的情況。

由此觀之，坊間骨痹的意思與中醫理論不謀而合。

中醫細說

痺證的主要成因是人體正氣不足，感受六淫之中的風、寒、濕、熱等外邪而成。外邪閉阻經絡，使氣血運行不順，而引至肌肉、筋骨、關節酸痛，麻木、沉重、腫脹、屈伸不利，甚至灼熱。

風邪較重稱為行痺，痛處遊走不定；寒重則疼痛較劇，得溫則減；皮膚無異樣，但關節屈伸不利，稱之為痛痺。濕重稱為着痺，痛有定處，感覺麻木、沉重、腫脹。熱痺則表面灼熱紅腫，痛不可觸，得冷稍舒。

痺證日久，除了邪毒會閉阻關節經絡外，更會出現氣血不足及肝腎虧虛等問題。如果邪氣只留存在皮膚表面則病位較淺，病久不癒，病邪便會進而深入肌肉，經絡、關節及筋骨，所以久痺必然入骨。連骨都有問題，病人肯定很難受，很不舒服。用骨痺來形容難以容忍的東西可以說是非常形象化的。

食以養生

❶ 雞腳黑豆湯

材料：雞腳 10 隻，防己 20 克，黑豆 100 克，鹽少許，水 30 碗。

製法：材料洗淨，黑豆浸 3 小時。材料放入水中，煲滾後，大火煲 15 分鐘，再中火煲 1 小時，加鹽即成。

服法：每週 1~2 次。

適用：風濕痺痛。

❷ 木瓜薑蜜

材料：薑連皮 1 大件，木瓜 1 個，蜂蜜少許，水 1 杯。

製法：木瓜去皮與薑同切片，加水。薑及木瓜用攪拌機攪成汁 1 杯，2 杯汁加在一起，再加入蜂蜜。

服法：每週 2~3 次。

適用：筋骨不利，水濕腳腫。

❸ 薏仁粥

材料：米 1 碗，生薏苡仁 30 克，水 20 碗。

製法：米及薏苡仁洗淨，放入水中，煲滾後，大火
　　　煲 10 分鐘，轉小火煲 45 分鐘。略加調味，
　　　即成。

服法：每週 1~2 次。

適用：骨中濕痺，水腫，遠年風濕痺痛，筋脈不利。

對。證。下。藥。

❶ 防風湯（行痺）

組成：防風，當歸，茯苓，苦杏仁，黃芩，秦艽，
　　　葛根，麻黃，桂枝，甘草。

功用：祛風通絡，散寒除濕。

主治：關節痛，痛處遊走不定。

❷ 烏頭湯（痛痺）

組成：川烏，麻黃，白芍，黃芪，甘草。

功用：溫經散寒，祛風除濕。

主治：痛有定處，劇烈非常，得熱則減。

❸ 薏苡仁湯（着痺）

組成：薏苡仁，川芎，當歸，麻黃，桂枝，羌活，
　　　獨活，防風，川烏，蒼术，甘草，生薑。

功用：除濕通絡，祛風散寒。

主治：痛有定處，沉重，腫脹。

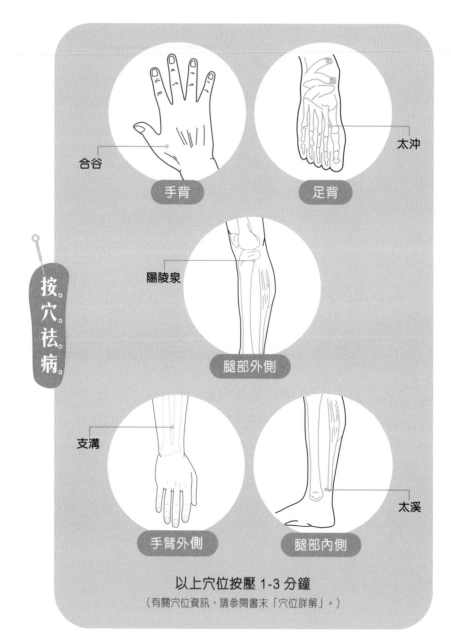

按。穴。祛。病。

合谷

手背

太沖

足背

陽陵泉

腿部外側

支溝

手臂外側

太溪

腿部內側

以上穴位按壓 1-3 分鐘

（有關穴位資訊，請參閱書末「穴位詳解」。）

全。方。位。保健。

- 謹記洗頭、洗澡、淋雨後把身上的水份立刻抹乾
- 病向淺中醫，如有傷患要及早徹底治療
- 扭傷後不要吃生冷、酸辣食物
- 用抽濕機使室內乾爽
- 避免長時間被空調系統直接吹拂
- 做適當的運動，使血液循環，可加速痊癒

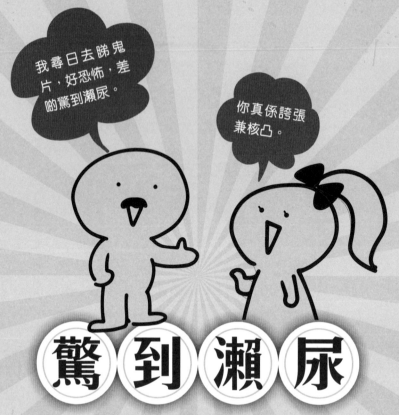

我尋日去睇鬼片，好恐怖，差啲驚到瀨尿。

你真係誇張兼核凸。

驚到瀨尿

（驚恐過甚而引致小便失禁）

話。裏。藏。醫。

「驚到瀨尿」指驚怕恐慌過甚而引致小便失禁。中醫認爲突然、強烈或長期的情緒刺激會影響人的生理，使人氣機紊亂，臟腑陰陽氣血失調而致病。驚恐使氣機亂竄及向下，易致腎氣不固而小便失禁（即瀨尿）。廣東俗語，常常有其中醫的根據，這裏又可見一斑。

中醫理論指出，人過度受外界情緒刺激會影響正常的氣機及臟腑的陰陽氣血而致病。所謂「怒則氣上，喜則氣緩，悲則氣消，恐則氣下，驚則氣亂」。人類恐慌與驚怕的情緒會直接影響腎的功用，而腎與膀胱相表裏，腎其中一個主要功用就是主管人的二陰（前陰為尿道及生殖器官，後陰為肛門）、固攝二便及體液（精液、白帶、月經）。

驚慌為不自知，事出突然而受驚的情況；而恐懼是自知的感覺，驚與恐對人體來說，都帶來不良的影響。人驚慌時，氣機被突然擾亂，人會出現心神不定、手足無措的現象。人恐懼時，上焦（橫膈膜以上部分）氣機閉塞，氣迫於下焦（胃下至膀胱部分），則下焦脹滿，甚至小便失禁。所以驚恐過度真是會使人小便失禁。

❶ 豬心定志湯

材料：豬心 1 個，龍眼肉 10 克，水 8 碗。
製法：豬心洗淨去膜及瘀血，龍眼肉洗淨放入大燉盅內，加入大滾水，大火燉 3 小時，加調味即成。
服法：遇大驚可每日服 1 次，病好即停。
適用：安心定志。

❷ 定驚蟬蛻茶

材料：蟬蛻 4 隻，薄荷葉 2 克，冰糖 10 克，水 3 碗。
製法：將蟬蛻及薄荷葉放入水中，煲滾後，大火煲 10 分鐘後，轉小火煲 20 分鐘，加入冰糖即成。
服法：連服 1 週。
適用：驚醒難眠。

❸ 酸棗仁定神飲

材料：酸棗仁 30 克，蜂蜜少許，水 4 碗。
製法：將酸棗仁放入水中，煲滾後，大火煲 10 分鐘，再轉小火煲 30 分鐘，加入蜂蜜即成。
服法：每日 1 次，連服 1 週。
適用：因受驚而導致心悸失眠。

1 歸脾湯

組成：白朮，茯神，黃芪，龍眼肉，酸棗仁，人
　　　參，木香，炙甘草，當歸，遠志。

功用：益氣補血，健脾養心。

主治：適用於驚恐後白天遺尿。心慌氣短，兼有
　　　自汗。

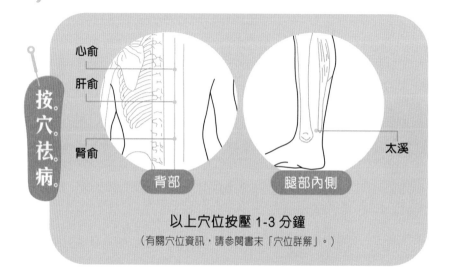

心俞
肝俞
腎俞
太溪
背部
腿部內側

以上穴位按壓 1-3 分鐘

（有關穴位資訊，請參閱書末「穴位詳解」。）

- 減少收看驚嚇性質的刊物、電影、電視等
- 如有恐懼的問題，可找朋友傾訴

第 七 章

婦。
科。

你介紹畀我果隻股票累到我輸咗好多錢，我以後都唔會再信你。

喂！我憑自己經驗推介呢隻股票畀你，又唔係包生仔嘅，邊個叫你賭身家喎！

包生仔

（保證有成果）

話。裏。藏。醫。

俗語「包生仔」指保證有成果，擔保一定會成功。中醫認為，結婚後就算配偶生殖器正常亦未必會有孕，**腎虛、肝鬱、痰濕、寒凝血瘀** 都可能造成 **不孕**。

中醫認為腎主生殖，所以不孕與腎的陰陽不調關係最直接。腎陽不足，易生內寒，腎中精氣衰微，天癸（生殖物質或內分泌）減少，易面色晦暗，腰膝酸軟，小便多，大便稀溏，月經少，難以受孕。腎陰不足亦會導致不孕，作息不定時，常常失眠，會引致精血虧虛，肢體失養，頭暈眼花，身體消瘦，血虛火旺。此外，沖脈和任脈（此經脈在人體的前部由子宮直上至下頜的承漿穴）的氣血不足，亦會影響子宮及其生殖能力。

肝鬱亦是不孕的重要因素。肝經絡的循行路線，剛好繞着人體的性器官。肝脈調暢，人的氣機、情緒及貯藏血液等功用正常，人自然健康。反之，肝鬱氣結，導致沖脈及任脈氣血瘀滯，子宮便缺乏氣血及營養，故難於受孕。肝氣鬱結，人會煩躁、易怒，情緒不舒，月經不準時而來，乳房亦會脹痛，最終形成不孕。

痰濕亦是導致不孕的另一因素。飲食不節或多思多慮能致脾虛，脾虛不能運化食物及水份，濕自內生，濕濁變成不流動的痰結聚於經脈之間，引致氣機壅阻。這種病人多身體肥胖，月經延後，面色蒼白。此外，經期時餘血未淨，若感受風寒，寒邪便會令血液凝滯經脈，引起不孕。這種病人通常會月經量少或延後，有經痛、腹痛等問題。

① 燉乳鴿（腎陽虛）

材料：仙茅、淫羊藿各 10 克，紅棗 10 粒，乳鴿 1 隻。

製法：將乳鴿洗淨，汆水，將其餘材料同放入燉盅內，加滾水 8 碗，中火燉 3 小時加入調味，將乳鴿切件即成。

服法：一週 1~2 次。

適用：怕冷，不孕。

❷ 杞子羊肉煲

材料：羊肉 250 克，杞子、女貞子、黃精各 10
克，水 4 碗，薑 3 片。

製法：將羊肉切件，加薑汆水，與藥材同放入瓦煲
內加水，煲滾後，大火煲 15 分鐘，轉中火
炆 2 小時，加入調味即成。

服法：一週 1~2 次。

適用：腰膝酸軟，頭暈眼花，不孕。

❸ 豬膶絲瓜絡湯

材料：佛手、菊花、陳皮、合歡花、山楂各 10
克，絲瓜絡 30 克，豬膶 200 克，薑 3 片，
水 5 碗。

製法：藥材浸水中 30 分鐘，煲滾後，大火煲 10 分
鐘，轉中火煲約 30 分鐘，取出湯渣，加入
豬膶滾 10 分鐘，再加入調味即成。

服法：一週 1~2 次。

適用：解鬱理氣，疏肝。

❹ 消痰去瘀湯

材料：當歸、蒲黃、薏苡仁、白朮、茯苓、山藥各
10 克，水 4 碗。

製法：以上藥材浸於水中 30 分鐘，煲滾後，大火
煲 10 分鐘，轉小火再煲 30 分鐘。

服法：一週 1~2 次。

適用：痰濕，血瘀，不孕。

1 毓麟珠

組成：人參，白朮，伏苓，白芍，川芎，炙甘草，當歸，熟地黃，菟絲子，杜仲，鹿角霜，花椒。

功用：溫腎補氣養血，調補沖任。

主治：腎偏陽虛，不孕。

2 養精種玉湯

組成：當歸，白芍，熟地黃，山茱萸。

功用：滋陰養血，調沖益精。

主治：腎陰虛，不孕。

3 開鬱種玉湯

組成：當歸，白朮，白芍，茯苓，牡丹皮，香附，天花粉。

功用：舒肝解鬱，養血理脾。

主治：肝鬱，不孕。

4 啟宮丸

組成：製半夏，白朮，香附，神曲，茯苓，陳皮，川芎，甘草。

功用：燥濕化痰，理氣調經。

主治：痰濕，不孕。

5 少腹逐瘀湯

組成：小茴香，乾薑，延胡索，沒藥，當歸，川芎，肉桂，赤芍，蒲黃，五靈脂。

功用：活血化瘀，調經。

主治：血瘀，不孕。

按。
穴。
祛。
病。

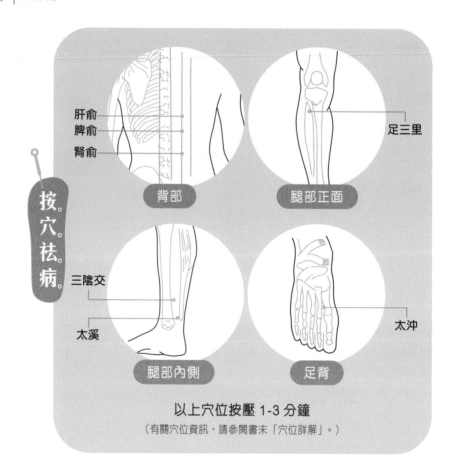

肝俞
脾俞
腎俞

背部

足三里

腿部正面

三陰交

太溪

腿部內側

太沖

足背

以上穴位按壓 1-3 分鐘

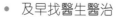

（有關穴位資訊，請參閱書末「穴位詳解」。）

全。
方。
位。
保。
健。

- 及早找醫生醫治
- 放開心懷，不要給自己太大壓力

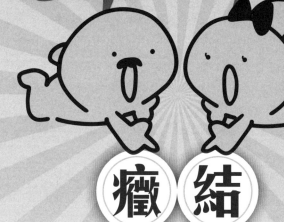

最衰都係佢啦，如果唔係佢，我哋使乜搞成咁！

事情尸經發生咗，就無謂再追究係邊個嘅責任啦！反而要心平氣和傾下，一齊搵出問題嘅癥結所在，先可以解決問題。

癥結

（問題的重點）

話。裏。藏。醫。

「癥結」指問題的重點，事情的中心點。癥是中醫婦科病專有詞，是指婦女下腹部 子宮中有結塊 ，伴有痛、脹、滿甚至出血等現象，通常稱為「癥瘕」。「癥」特指堅硬不移，痛有定處的結塊，而「瘕」則是指推之可移，痛無定處的結塊。一般認為「癥」為血病，「瘕」則為氣病。氣病較輕，而血病較重，「瘕」病後期會變成「癥」。中醫所指的癥結是病變的後果，是病的標，但坊間所指的癥結則是指問題的本。雙方方向不一致。

中。醫。細。說。

「癥瘕」的成因大致有三個：一，氣滯。情緒不佳引致，肝鬱氣結，氣滯不行，推動無力，引致水、血行不暢，氣、血、水滯於子宮。二，血瘀。婦女產後或行經感受了風寒，氣血凝滯；或因房事不節，餘血未清與外邪相搏而成瘀；或憂思鬱怒致血氣不和而致瘀。三，痰濕。脾腎不足，陽氣虛弱，水濕不化，聚成痰塊，滯於子宮。臨床上「癥瘕」常會導致婦女有月經過多、過少、痛經、閉經、血崩、漏下、帶下、小產或不育等問題，必須盡早調理。

食。以。養。生。

❶ 香附粳米粥

材料：佛手、香附、旋覆花各 30 克，粳米 1 碗，水 15 碗。

製法：材料洗淨，放入水中，煲滾後，大火煲 15 分鐘，轉小火煲 1 小時，調味即成。

服法：每週 1 次，病好即止。

適用：氣滯脅痛，噯氣。

❷ 黑豆紅花糖水

材料：黑豆 40 克，紅花 10 克，水 10 碗，紅糖少許。

製法：黑豆及紅花洗淨，放入水中，煲滾後，大火煲 10 分鐘，轉小火煲 1 小時，加紅糖即成。

服法：每週 1 次，病好即止。

適用：血瘀痛經，或月經有血塊。

注意：孕婦忌服。

❸ 烏雞花椒湯

材料：烏雞 1 隻，花椒 30 克，水 8 碗。

製法：烏雞洗淨氽水，將材料放入砂鍋內，加入滾水，同煲 40 分鐘，調味即成。

服法：每週 1 次。

適用：痰濕，怠倦乏力。

對。證。下。藥。

① 香棱丸

　　組成：木香，丁香，三棱，枳殼，莪朮，青皮，川
　　　　　楝子，小茴香。
　　功用：行氣導滯，活血消癥。
　　主治：腫塊推之可動，痛無定處。

② 桂枝茯苓丸

　　組成：桂枝，茯苓，牡丹皮，白芍，桃仁。
　　功用：活血散結，破瘀消癥。
　　主治：腫塊固定不動，痛而拒按。

③ 開鬱二陳湯

　　組成：製半夏，陳皮，茯苓，青皮，香附，川芎，
　　　　　莪朮，木香，檳榔，甘草，蒼朮。
　　功用：理氣化痰，破瘀消癥。
　　主治：腫塊軟，帶下較多，型體畏寒。

按。穴。祛。病。

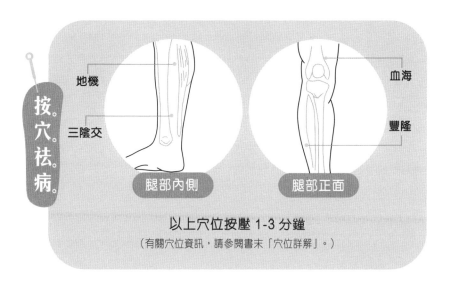

地機　　　　　　　　　　　　　　　　血海

三陰交　　　　　　　　　　　　　　　豐隆

腿部內側　　　　　　　腿部正面

以上穴位按壓 1-3 分鐘

（有關穴位資訊，請參閱書末「穴位詳解」。）

219

- 保持心境開朗，多想開心的事
- 經期間節制房事
- 早睡早起
- 月經期間及產後多加保暖
- 不要暴飲暴食，定時進食
- 多吃營養豐富食物，少吃甜食、肥膩、生冷食物

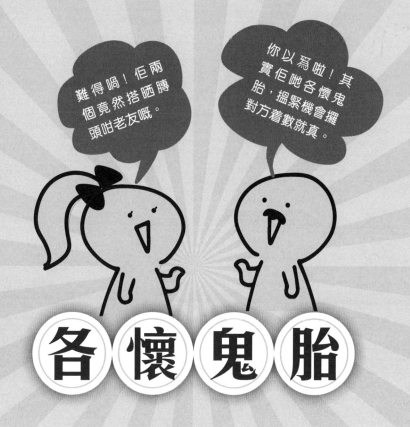

各懷鬼胎

「各懷鬼胎」指各人均抱有不正當或不可告人的打算，滿腹陰謀。中醫說的「鬼胎」，泛指 不正常的懷孕 情況，即西醫指的葡萄胎，孕婦子宮中只有胎盤，沒有胎兒，只有一粒粒狀如葡萄的氣泡，肚子大得非常快，伴有隱隱腹痛、嚴重嘔吐、下體出血等，最可靠是以超聲波探知。無論坊間或中醫用法，「鬼胎」都是指一些不正常的東西。

中。醫。細。說。

鬼胎的出現原因有四個：一，孕婦氣血不足，血不養胎，以致胎兒養分不足變為鬼胎。二，孕婦情緒抑鬱，氣滯血瘀，腹中形成瘀塊，瘀結傷胎。三，孕婦久居濕地，或吃生冷過度，以致寒濕內侵，滯於子宮之內。四，孕婦飲食不節，脾失健運，脾虛生濕生痰，以致痰與血互結於子宮。無論哪種原因引起的鬼胎，中醫都會以下胎清瘀為重。

食。以。養。生。

❶ 山藥龍眼粥

材料：山藥 100 克，龍眼肉 20 克，五味子 10 克，荔枝肉 5 粒，砂糖適量，水 10 碗。

製法：材料洗淨，山藥切件，放入水中，煲滾後，大火煲 15 分鐘，轉小火煲 1 小時，加入砂糖即成。

服法：每週 1~2 次。

適用：補腎安胎。

❷ 黃芪燉鱸魚

材料：鱸魚 1 條，黃芪 30 克，水 4 碗。

製法：將鱸魚洗淨去鱗，去內臟，與黃芪同置於燉盅內，加入滾水，中火隔水燉 2 小時，加入調味即成。

服法：每週 3 次。

適用：氣血虛弱，胎動不穩。

❸ 阿膠蛋羹

材料：雞蛋 1 隻，阿膠 10 克，鹽少許。

製法：雞蛋去殼打勻，以大滾水 1 碗倒入攪勻，再加入阿膠，攪至溶化，調味即成。

服法：每週 3 次。

適用：補養氣血，安胎。

❶ 救母丹（氣血虛弱）

組成：人參，當歸，川芎，益母草，赤石脂，荊芥。

功用：養血益氣，益氣下胎。

主治：氣血虧虛，胎死不下。

❷ 蕩鬼湯（氣滯血瘀）

組成：人參，當歸，大黃，川牛膝，雷丸，紅花，牡丹皮，枳殼，厚朴，桃仁。

功用：理氣活血，去瘀下胎。

主治：氣滯血瘀，胎死不下。

❸ 芫花散（寒濕鬱滯）

組成：芫花，吳茱萸，秦艽，僵蠶，柴胡，川烏，巴戟天。

功用：散寒除濕，逐水下胎。

主治：寒濕凝滯，胎死不下。

❹ 平胃散（痰濕阻滯）

組成：蒼朮，厚朴，陳皮，甘草。

功用：健脾除濕，行氣下胎。

主治：痰濕阻滯，胎死不下。

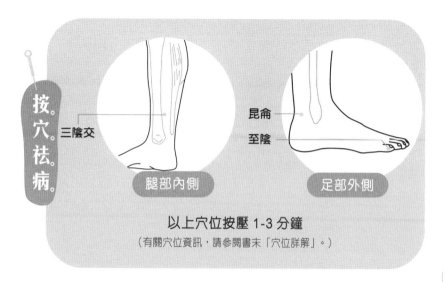

三陰交　腿部內側

昆侖　至陰　足部外側

以上穴位按壓 1-3 分鐘

（有關穴位資訊，請參閱書末「穴位詳解」。）

全。方。位。保。健。

清除「鬼胎」後建議：

- 作息要均衡，勞逸要分配平均
- 保持心境開朗
- 每天堅持做 30-45 分鐘帶氧運動
- 手術後一個月內不宜房事

阿 KEN，你唔係話要創業咩？依家發展成點啊？

唉！我嘅大計已經胎死腹中啦！

胎死腹中

話。裏。藏。醫。

「胎死腹中」指大計在未完成之前已告取消或終止。中醫所講的胎死腹中與日常生活中所講的胎死腹中有異曲同工之處，前者指胎未成即死，後者則指大計未捷而終止。公司的大計不成也多是因為內外因的干擾，比如對手的打擊、同業的不合作、內部的不協調、基礎不穩等等。而人體的胎死腹中也會因為內因和外因所致。

中醫細說

胎兒死在母親腹中的原因很多，包括內在因素和外在因素，大致可分為三個方面：一、母親患熱病、溫疫傷及胎兒，或因跌仆、外傷等傷及胎兒。二、**母體極度虛弱**，腎氣不足，脾胃失調，精血缺少，胎元失養。三、母親因**七情所傷**、**飲食不慎**、**過分進補**、**房事不節**、**起居不慎**，血為寒凝內阻子宮，導致氣血失調，傷及胎系，導致胎兒不保。

如胎兒死後能順利離開母體當然無大礙，臨床可見出血及腹痛等先兆。但是對未完全離開母體的死胎，應特別重視，否則可能會引發大出血，使陰血暴出，陰陽離決。所以發現胎兒死後應盡快清除子宮內的殘存物，以逐瘀去胎為主。如果孕婦氣血過度虛弱，就會發生胎死腹中而不下的情況。

食以養生

❶ 南瓜蒂湯

材料：老南瓜蒂 30 克，水 4 碗。
製法：將老南瓜蒂放入水中，煲滾後，大火煲 10 分鐘，轉小火煲 30 分鐘。
服法：每日服 1 次，連服 1 週。
適用：安胎固腎。

❷ 艾葉雞蛋湯

材料：雞蛋 2 隻，艾葉 30 克，水 6 碗。
製法：雞蛋先連殼煮熟，去殼，將雞蛋與艾葉放入水中，煲滾後，大火先煲 10 分鐘，轉小火煲 1 小時。
服法：每日 1 次，連服 1 週。
適用：溫經固胎，虛寒性滑胎，氣短乏力。

❸ 三七佛手燉雞

材料：雞腿 1 隻，三七 10 克，佛手 10 克，紅棗 6
　　　粒，水 4 碗。

製法：雞腿洗淨汆水，將材料放入燉盅內，放入大
　　　滾水 4 碗，大火燉 2 小時，調味即成。

服法：每週 2~3 次，病好即止。

適用：活血去瘀，小產後胎死不下。

❶ 救母丹（氣血虛弱）

組成：人參，當歸，川芎，益母草，赤石脂，荊芥。

功用：養血益氣，益氣下胎。

主治：胎死腹中，小腹冷疼，精神疲倦。

❷ 脫花煎（血瘀）

組成：當歸，川芎，肉桂，車前子，牛膝，紅花。

功用：活血行氣，去瘀下胎。

主治：胎死腹中，下體有紫血塊。

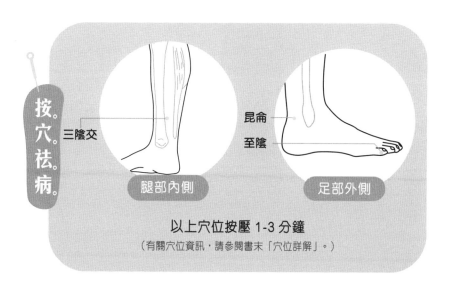

按。穴。祛。病。

三陰交　　　　　　　　　昆侖
　　　　　　　　　　　　至陰

腿部內側　　　　　　　足部外側

以上穴位按壓 1-3 分鐘
（有關穴位資訊，請參閱書末「穴位詳解」。）

防止胎死腹中，懷孕前及懷孕期間要注意：
- 保持心境開朗
- 注意飲食的營養
- 早睡早起
- 保持適當運動
- 小心走動，慎防跌扑意外
- 不胡亂自行服藥調理
- 定期檢查身體，依醫囑行事

第 八 章

其。
他。

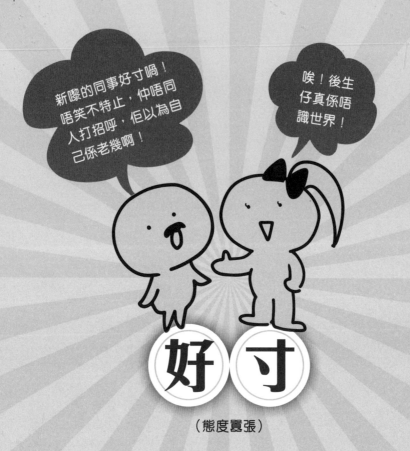

新嚟的同事好寸嗝！唔笑不特止，仲唔同人打招呼，佢以為自己係老幾啊！

唉！後生仔真係唔識世界！

好寸

（態度囂張）

話。裏。藏。醫。

「好寸」指人的態度囂張，自以爲了不起，自驕自傲，自以爲很重要。中醫以人雙手上寸口位置的脈動來 <u>觀察人五臟六腑的狀況及疾病的進展</u> ，而針灸師則用骨度分寸定位法及指同身寸定位法 <u>確定各人的穴位</u> 所在。

無論寸口的「寸」，還是各種定位法中的「寸」，都十分重要。所以，用好寸來代表自以爲了不起，也不無道理。

這樣看來，坊間所講的「好寸」實在是有其中醫的根據啊。

中醫理論裏面有兩個重要的環節都談到「寸」字：一，四診之中的脈診，二，針灸學中腧穴位置的定位。

四診就是望診、聞診、問診、切診。切診也就是脈診，是中醫用手指觸按病人的動脈搏動，探查脈象，來了解五臟六腑的情況及病情的變化。

脈與心相連，是氣血陰陽運行的通路。心氣心陽推動着血液的循行，滋養五臟六腑，血行與心、肺、脾、肝和腎都有關。脾可統血、肝藏血，肺氣傳心行血，腎精又能化生血液。五臟是否安好，都可從脈象中表現出來，臨床便根據脈象變化來推斷健康情況，探求疾病的位置、寒熱、表裏、虛實，以及進退，預後等。

切脈的部位有遍診法、三部診法和寸口診法，近代常用寸口診法，因其位置方便易取。原理是寸口屬於太陰肺經，是氣血集中之地，五臟六腑、十二經脈之氣皆起於肺而止於肺。肺經起於中焦與脾經同屬太陰，與脾胃之氣相通。脾胃是氣血生化之源、「後天之本」，肺脾兩經的氣循行全身最後回到寸口。因此寸口對於中醫診斷來說，是一個十分重要的部分，可診察臟腑氣血陰陽的盛衰及整體的情況。

寸口又名氣口、脈口，在腕後橈動脈搏動處，分寸、關、尺三部，以腕後高骨為標誌，稱為關。關之前為寸，關之後為尺。兩手共六個脈位，右手的寸反映肺，關反映脾胃，尺反映腎功用。左手的寸為心，關為肝，尺為腎（因腎有兩枚）。

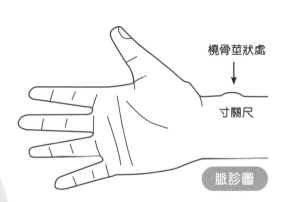

橈骨莖狀處

寸關尺

脈診圖

針灸學上的「寸」是用來量度及確定腧穴位置的單位，用於「骨度分寸定位法」及「指同身寸定位法」。骨度分寸定位法以人體骨骼及關節為主要標誌，設定各骨骼的尺寸，可量定人體各部長短、寬窄、大小及用以確定腧穴位置。取用時，將設定的骨骼兩端之間的長度，折合成一定的等分，每一等分為 1 寸，不論男女、老幼、肥瘦、高矮均用此法。

指同身寸定位法，以患者本人手指某些部位折合作一定分寸，用以比量腧穴位置。指寸法中有中指同身寸，拇指同身寸及一夫法三種。中指同身寸，取病者手上中指第二節為一寸。拇指同身寸，取大拇指第一節橫度為一寸。差之毫釐，謬之千里，所以「寸」，在腧穴位上是十分重要的單位。

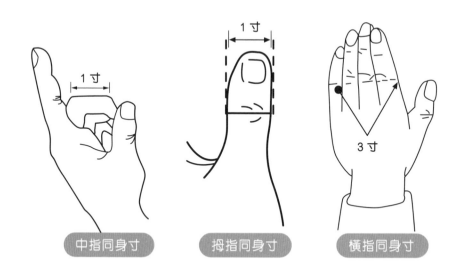

中指同身寸　　　　拇指同身寸　　　　橫指同身寸

常用骨度分寸表

分部	部位起止點	常用骨度	度量法	說明
頭部	前髮際至後髮際	12寸	直寸	如前後髮際不明，從眉心量至大椎穴作18寸。眉心至前髮際3寸，大椎穴至後髮際3寸
	耳後兩完骨(乳突)之間	9寸	橫寸	用於量頭部的橫寸
胸腹部	天突至歧骨(胸劍聯合)	9寸	直寸	• 胸部與脅肋部取穴直寸，一般根據肋骨計算，每一肋骨折作1寸6分 • 「天突」指穴名的部位
	歧骨至臍中	8寸		
	臍中至橫骨上廉（恥骨聯合上緣）	5寸		
	兩乳頭之間	8寸	橫寸	胸腹部取穴的橫寸，可根據兩乳頭之間的距離折量。女性可用左右缺盆穴之間的寬度來代替兩乳,頭之間的橫寸
背腰部	人椎以下至尾骶	21椎	直寸	背部腧穴根據脊椎定穴。一般臨床取穴，肩胛骨下角相當第七（胸）椎，髂脊相當第16推（第4腰椎棘突）
	兩肩胛骨脊柱緣之間	6寸	橫寸	
上肢部	腋前紋頭（腋前皺襞）至肘橫紋	9寸	直寸	用於手三陰，手三陽經的骨度分寸
	肘橫紋至腕橫紋	12寸		
側胸部	腋以下至季脅	12寸	直寸	「季脅」指11肋端
側腹部	季脅以下至髀樞	9寸	直寸	「髀樞」指股骨大轉子
下肢部	橫骨上麻至內輔骨上廉（股骨內髁上緣）	18寸	直寸	用於足三陰經的骨度分寸
	內輔骨下廉（脛骨內髁下緣）至內踝高點	13寸		
	髀樞至膝中	19寸	直寸	• 用於足三陽經的骨度分寸 • 「膝中」的水平線：前面相當於犢鼻穴，後面相當於委中穴
	臀橫紋至膝中	14寸		
	膝中至外踝高點	16寸		
	外踝高點至足底	3寸		

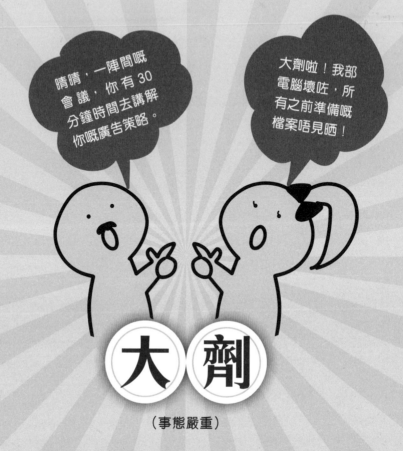

大 劑

（事態嚴重）

晴晴，一陣間嘅會議，你有 30 分鐘時間去講解你嘅廣告策略。

大劑啦！我部電腦壞咗，所有之前準備嘅檔案唔見晒！

話。裏。藏。醫。

「大劑」指事態非常嚴重，問題難以解決。中醫為病人診斷後會開出藥方，上面寫上藥材的名稱及份量。而病情嚴重的病人，醫師會用 **較多味藥材或每味藥材用較重的份量** 程嚴重，現在則被一般人引伸為事態嚴重，可以說是相當貼切。

一般人認為大劑這個形容詞非常粗俗，只是流氓才用，其實它十分古雅。

中醫在診症後會為病人擬定藥方，內容含藥材名稱及劑量，稱爲「方劑」。藥方裏面，藥材的味數多，並且每味藥的份量也重，可稱爲「大劑」或「大方」。通常面對病程複雜的病人，醫師會用多味藥材去針對病人眾多的症狀。又或者病人的病程較沉重又久遠，醫師可能會用較重份量的藥材。在這個情況下，病人在藥店裏配藥後，往往會覺得這劑藥的藥量特別大，全部藥材包起來特別大包及特別重。故稱大劑，亦即大劑量。

最少劑量的藥方

❶ 獨參湯

組成：人參 30 克，紅糖 30 克。

功用：大補元氣，回陽固脫，兼有養血活血的功效。

主治：陽氣虛浮欲脫，產後失血過多導致昏厥。

最大劑量的藥方

❶ 陽和解凝膏

組成：鮮牛蒡子，鮮鳳仙透骨草，川烏，桂枝，大黃，當歸，草烏，地龍，附子，僵蠶，赤芍，白芷，白蘞，白及，川芎，續斷，防風，荊芥，五靈脂，木香，香櫞，陳皮，肉桂，乳香，沒藥，蘇合香，麝香。

功用：散寒濕，行氣血，消瘡腫，止疼痛。

主治：用於陰疽初起，多發性膿腫，淋巴結結核未潰，寒濕痹痛。

❷ 辟瘟丹

組成：羚羊角，朴硝，豬牙皂，木香，黃柏，蒼
　　　朮，茜草，黃芩，薑半夏，蛤殼，金銀花，
　　　黃連，犀角，厚朴，川烏，玳瑁，大黃，廣
　　　藿香，玄精石，郁金，茯苓，香附，桂心，
　　　赤小豆，降香，鬼箭羽，朱砂，山慈姑，大
　　　棗，甘遂，京大戟，桑白皮，千金子霜，桃
　　　仁霜，檳榔，莪朮，胡椒，葶藶子，牛黃，
　　　巴豆霜，細辛，白芍，丁香，當歸，禹餘
　　　糧，滑石，山豆根，麻黃，麝香，石菖蒲，
　　　安息香，乾薑，蒲黃，丹參，天麻，升麻，
　　　柴胡，紫蘇葉，川芎，重樓，檀香，桔梗，
　　　白芷，紫菀，芫花，雌黃，琥珀，冰片，陳
　　　皮，雄黃，斑蝥，蜈蚣，石龍子。

功用：芳香開竅，辟穢化濁。

主治：霍亂，嘔吐，腹瀉，胸膈滿悶，四肢冷。

方教授，多謝你打通我嘅任督二脈，如果唔係你，我右可能成功攞到博士學位。

幫你掌握呢個學科嘅竅門係我嘅責任啊！

打通任督二脈

（傳授成功的竅門）

話。裏。藏。醫。

「打通任督二脈」指傳授成功的竅門，告訴你精妙的地方，協助你走向成功之路。中醫認為「任脈」是「陰脈之海」，與六條陰經相連，主管人體五臟；「督脈」是「陽脈之海」，與六條陽經相連，主管人體的六腑。能「打通任督二脈」即可使 **五臟六腑氣血運行暢通**，可說是通往健康快樂之道！

要打通任督二脈絕非易事，必須掌握竅門，這次中醫的用法和坊間的用法可算是一脈相承了。

中。醫。細。說。

中醫的針灸專業中有一個專門學科叫做經絡學。經絡學說指出人體的經絡系統主要包括十二經絡及奇經八脈。人體的經絡遍佈於全身，內部與臟腑相連，外部與肢體聯繫，溝通體表與臟腑，使人體的內外成為一個整體，這個系統運行氣血陰陽，使人體各部的功用活動都相互協助和相對平衡。

在十二經絡中，每一經絡都隸屬於一個臟或一個腑，各個臟腑及經絡都存在着表裏關係。但奇經八脈卻不屬於臟腑，也沒有表裏關係，「別道奇行」，所以叫奇經。任督兩脈都屬於奇經八脈。二者都起於胞中（即小腹位置），同出會陰。

督脈起於小腹內，下出會陰，向後行於脊柱的內部，上達項後風府穴，進入腦內，上行頭頂，沿前額下行鼻樑。督脈有 28 個穴位，專治神志病、熱症、腰、背、頭等病及相應的內臟病。

任脈起於小腹內，下出會陰，向上行於陰毛，沿腹內、向上經過關元穴，到達咽喉部位，再往上行環繞口唇，經面部，進入眼眶。任脈共有個 24 穴位，專治腹、胸、頸、頭、面局部病及相應臟腑病，並有強壯作用。

督脈與六條陽經有關連，稱為「陽脈之海」，具有調節全身陽經六腑經氣的作用。任脈與六條陰脈有關連，稱為「陰脈之海」，具有調節全身陰經五臟經氣的作用。

所以，如果能打通督脈和任脈，使二脈的氣血暢通無阻，則全身十二條陰陽經五臟六腑都會間接被打通。全身的經絡臟腑都打通了，身體又怎麼能不健康呢？中國氣功中談及的小週天就是指要打通任脈及督脈。因為任督二脈相連好像一個小環圍繞人體，故名小週天。

任脈腧穴

穴位名稱：
會陰，曲骨，中極，關元，石門，氣海，陰交，神闕，水份，下脘，建里，中脘，上脘，巨闕，鳩尾，中庭，膻中，玉堂，紫宮，華蓋，璇璣，天突，廉泉，承漿

任脈循行：
1. 起於小腹內，下出會陰
2. 向上行於陰毛
3. 沿着腹內，向上經過關元等穴
4. 到達咽喉
5. 再上行環繞口
6. 經過面部
7. 進入目眶下（承泣穴，屬足陽明經）

主治概要：
本經腧穴主治腹、胸、頸、頭面的局部病證及相應的內臟器官疾病，有些腧穴有強壯作用或可治療神志病。

督脈腧穴

穴位名稱：
長強，腰俞，陽關，命門，懸樞，脊中，中樞，筋縮，至陽，靈台，神道，身柱，陶道，大椎，啞門，風府，腦戶，強間，後頂，百會，前頂，囟會，上星，神庭，素膠，水溝，兌端，齦交

督脈循行：
1. 起於少腹內，下出會陰
2. 向後行脊柱內部
3. 上至頂後風府穴，入腦內
4. 上行至頭頂
5. 沿前額下行至鼻梁

本經腧穴主治病候：
神志病、熱病，腰骶、背、頭項、局部病症及相關的內臟疾病

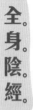

- **手三陽經：**
  手陽明大腸經，手少陽三焦經，手太陽小腸經

- **足三陽經：**
  足陽明胃經，足少陽膽經，足太陽膀胱經

- **手三陰經：**
  手太陰肺經，手厥陰心包經，手少陰心經

- **足三陰經：**
  足太陰脾經，足厥陰肝經，足少陰腎經

- 任脈
- 督脈
- 沖脈
- 帶脈
- 陰維脈
- 陽維脈
- 陰蹻脈
- 陽蹻脈

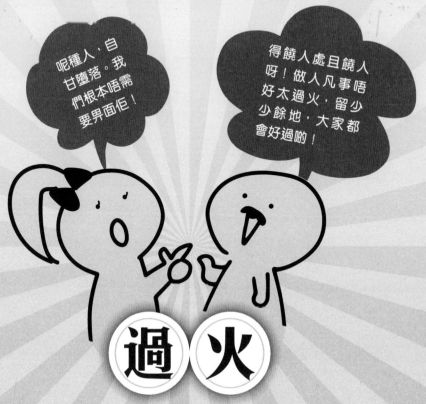

呢種人，自甘墮落。我們根本唔需要畀面佢！

得饒人處且饒人呀！做人凡事唔好太過火，留少少餘地，大家都會好過啲！

過火

（過份）

話。裏。藏。醫。

「過火」指超過了應該的範圍，超越了正常的界限，過分了。中醫對藥物的炮製及煎煮有一定的規範，如火力過猛或時間過長，均會影響藥物的療效及功用。所以，坊間對「過火」一詞的用法及中醫的用法有相近的地方。

中。
醫。
細。
説。

中藥界在應用藥物前或把藥物製成多種劑型之前，通常會把藥物進行炮製。目的是降低或消除藥物的毒性或副作用，增強藥物的作用及療效，改變藥物的性能及功效，改變藥物的性狀以便於貯存及製劑。

炮製的方法有修治、水製、火製及水火共製等。過火一詞與火製及水火共製兩個工序有關，火製是用火加熱處理藥物，最為廣泛使用。常用的火製法有：炒、炙、煅、煨、烘等。水火共製是指用火燒沸水應用於製藥上，包括蒸、煮、淬、渾等。每種炮製方法都有一定的火路，有些用文火（慢火），有些用武火（急火，猛火）炒。為了使藥物的效能充分發揮出來，火路應用的時間也有限制，火力太猛或時間過長，都會影響藥物的外觀、品質及療效。

此外，中醫教導病人煎藥方也有一套方法，一般的藥適宜先武火後文火。

- **解表藥、瀉下藥及芳香藥**：一般用武火煮沸後改用文火維持 20 分鐘，即可服用。
- **補益藥**：宜煮沸後，文火久煎約 40 分鐘。
- **有效成分較難煎出的礦物類、骨角類、貝殼藥**：需先煎 30 分鐘左右，使有效成分釋出。
- **有毒藥物**：附子及川烏等，先煎可減少毒性。
- **部分芳香藥**：薄荷、木香等，因其有效成分容易揮散或被破壞，故宜後下，只煎 1-5 分鐘左右，如過火或超時煎煮，則療效全失。

如不慎將藥煎煮過火或超時，導致剩下部分少於醫師的指定份量，甚至焦枯，應當棄置不用，否則清熱藥易變燥熱，反而加重病情。所有藥物應按醫囑煎煮。

製藥——火製法

方法	細節	目的	適合藥物
炒	• 有不同程度的炒法如清炒、炒黃、炒焦、炒炭	• 使藥易於粉碎加工，並緩和藥性，種子類藥物炒後則煎煮時有效成分易於溶出 • 炒炭能緩和藥物的烈性、副作用，或增強其收斂止血的功效；還有拌固體輔料如土、麩、米，可減少藥物的刺激性，增強療效 • 與砂或滑石、蛤粉同炒的方法習稱燙，藥物受熱均勻酥脆，易於煎出有效成分或便於服用	• 土炒白朮 • 麩炒枳殼 • 米炒斑蝥 • 砂炒穿山甲 • 蛤粉炒阿膠
炙	• 用液體輔料拌炒藥物，使輔料滲入藥物組織內部 • 通常使用的液體輔料有蜜、酒、醋、薑汁、鹽水等	• 改變藥性，增強療效或減少副作用	• 蜜炙黃芪、甘草：增強補益氣作用 • 蜜炙百部、款冬花：增強潤肺止咳作用 • 酒炙川芎：增強活血之功 • 醋炙香附：增強疏肝止痛之效 • 鹽炙杜仲：增強補腎功用 • 酒炙常山：減輕催吐作用
煅	• 將藥物用猛火直接或間接煅燒	• 使質地鬆脆，易於粉碎，充分發揮療效	• 堅硬的礦物藥或貝殼類藥多直接用火煅燒，以煅至紅透為度，如紫石英、海蛤殼等 • 間接煅是置藥物於耐火容器中密閉煅燒，至容器底部紅透為度，如製血餘炭、陳棕炭等
煨	• 利用濕麵粉或濕紙包裹藥物，置熱火灰中加熱至面或紙焦黑為度	• 可減輕藥物的烈性和副作用	• 煨生薑 • 煨甘遂 • 煨肉豆蔻

煎藥火力

火力	適合藥物	原因
武火急煎	解表藥、清熱藥、芳香類藥	以免藥性揮發，藥效降低，甚至改變
文火久煎	厚味滋補藥	使藥效盡出
慢火久煎	如烏頭、附子、狼毒等毒性藥	可減低毒性。如藥物煎糊後須棄去，不可加水再煎服

製藥——水火共製

方法	細節	目的	適合藥物
煮	• 是用清水或液體輔料與藥物共同加熱的方法	• 減低毒性 • 增強清肺熱的功效	• 醋煮芫花 • 酒煮黃芩
蒸	• 是利用水蒸氣或隔水加熱藥物的方法	• 有些藥物經反覆蒸、曬，才能獲得適合醫療需要的作用	• 酒蒸大黃：緩和瀉下作用 • 何首烏：經反覆蒸曬後不再有瀉下力而能補肝腎，益精血
淬	• 是將藥物煅燒紅後，迅速投入冷水或液體輔料中	• 使藥酥脆的方法，淬後不僅易於粉碎，且輔料被其吸收，可發揮預期療效	• 醋淬銅、鱉甲 • 黃連煮汁淬爐甘石
渾	• 是將藥物快速放入沸水中短暫滾過，立即取出的方法	• 常用於種子類藥物的去皮及肉質多汁類藥物的乾燥處理	• 常用於種子類藥的去皮和肉質多汁類藥物的乾燥處理，如渾杏仁、桃仁以去皮；渾馬齒莧、天冬以便於曬乾貯存

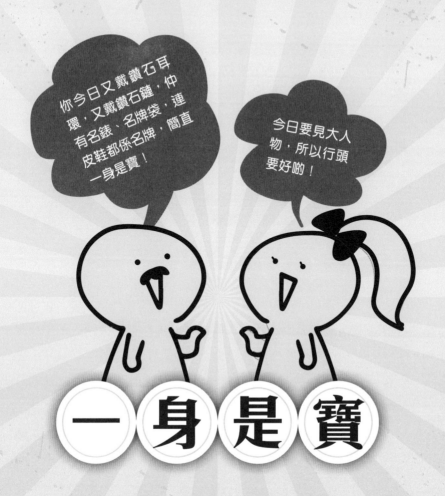

你今日又戴鑽石耳環，又戴鑽石鏈，仲有名錶、名牌袋，連皮鞋都係名牌，簡直一身是寶！

今日要見大人物，所以行頭要好啲！

一身是寶

話。裏。藏。醫。

「一身是寶」指人用各種寶貝，如寶石、貴重的飾物、衣履等打扮自己。而中醫指出許多植物不同的部位均可入藥，可算全身都是人類的珍品。植物各部分有其自身的入藥價值，成為人類珍而重之的寶貝，不同於人把寶貝（貴重的東西或飾物）用於身上，這一次中醫用法與坊間很不同。

源。
來。
如。
此。

其實許多植物的根、枝、葉、花、果都有藥用價值，由古代已經成為常用的中藥，可以用一身是寶來形容，就以桑、蓮、枸杞為例：

與桑（桑科植物桑（*Morus alba* L.））有關的 4 味中藥

- 桑葉：藥用部位為葉。味苦、甘，性寒。歸肝、肺經。有疏散風熱，清肺潤燥，清肝明目的功效。桑葉除了用於養蠶，更是常用中藥。
- 桑枝：藥用部位為嫩枝。味微苦，性平。歸肝經。有祛風濕，利關節的功效。
- 桑白皮：藥用部位為根皮。味甘，性寒。歸肺經。有瀉肺平喘，利水消腫的功效。
- 桑椹（桑果、桑棗、葚子）：藥用部位為果穗。味甘、酸，性寒。歸肝、心、腎經。有滋陰補血，生津潤燥的功效。

與蓮（睡蓮科植物蓮（*Nelumbo nucifera* Gaertn.））有關的 7 味中藥

- 蓮子：藥用部位為成熟種子。味甘、澀，性平。歸心、脾、腎經。有益腎澀精，補脾止瀉，止帶，養心安神的功效。
- 藕節：藥用部位為根莖節部。味甘、澀，性平。歸肝、胃、肺經。有收斂止血，化瘀的功效。
- 蓮鬚（蓮蕊鬚），藥用部位為雄蕊。味甘、澀，性平。歸心、腎經。有固腎澀精的功效。
- 蓮子心：藥用部位為成熟種子中的幼葉及胚根。味苦，性寒，歸心、腎經。有清心安神，交通心腎，澀精止血的功效。
- 蓮房（蓮蓬）：藥用部位為花托。味苦、澀，性溫。歸肝經。有化瘀止血的功效。
- 荷葉：藥用部位為葉。味苦，性平。歸肝、脾、胃經；有清暑化濕，升發清陽，涼血止血的功效。

- 荷梗：藥用部位為葉柄或花柄。味苦，性平。歸脾、胃經。有解暑清熱，理氣化濕的功效。

與枸杞（茄科植物寧夏枸杞（*Lycium barbarum* L.））有關的 3 味中藥

- 枸杞子：藥用部位為成熟果實。味甘，性平。歸肝、腎經。有滋補肝腎，益精明目的功效。
- 枸杞葉（天精草）：藥用部位為嫩莖葉。味苦、甘，性涼，歸肝、脾、腎經。有補虛益精，清熱明目的功效。
- 地骨皮：藥用部位為根皮。味甘，性寒。歸肝、肺、腎經。有涼血除蒸，清肺降火的功效。

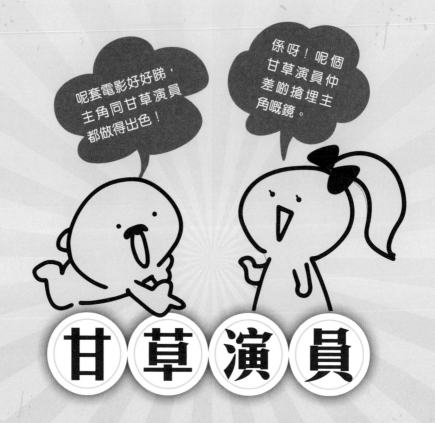

甘草演員

話。裏。藏。醫。

甘草演員則是指一些演配角、閒角或「綠葉」角色的演員，但往往他們的年紀及年資會比主角較高，演技可能不遜於主角，甚至功力在主角之上。甘草在許多中藥方劑中多有使用，其功效多樣，並能解百毒。但它往往不是主藥，只是「使藥」。所以這一次坊間的用法跟中醫用法同出一轍。

甘草可生用，味甘，性平，入心、肺、脾、胃經。有補脾益氣，清熱解毒，祛痰止咳，緩急止痛，調和諸藥的功效。生甘草常用於咳嗽痰多，癰腫瘡毒，及緩解藥物毒性、烈性。

甘草亦可用蜜糖炒用，名為炙甘草，其味甘，性微溫。有補脾和胃，益氣復脈的功效。炙甘草能用於脾胃虛弱，倦怠乏力，心動悸，脈結代。

不論是生品還是炮製品，一般用量皆為 2～10g。不宜與京大戟、芫花、甘遂等同用；亦不可與鯉魚同食，同食會中毒。

甘草為豆科植物甘草（*Glycyrrhiza uralensis* Fisch.）、脹果甘草（*G. inflata* Bat.）或光果甘草（*G. glabra* L.）的乾燥根及根莖。於春、秋二季採挖，除去鬚根，曬乾，則製成甘草藥材。

甘草多生長在乾旱、半乾旱的荒漠草原、沙漠邊緣和黃土丘陵地帶，適應性強，抗逆性亦強。甘草入藥已有悠久歷史。早在二千多年前，《神農本草經》就將其列為藥之上品。南朝醫學家陶弘景將甘草尊為「國老」，因許多中醫經典藥方都有用甘草。「國老」，即帝皇的老師，李時珍在《本草綱目》亦說：「諸藥中甘草為君，治七十二種乳石毒，解一千二百草木毒，調和眾藥有功，故有『國老』之號」。但甘草在藥方之中很少擔當「主藥」的角式，多數是作為「使藥」。只有在「炙甘草湯」一方中，甘草才破例擔正做主角。

甘草更廣泛用於食物及化妝品中。但甘草若長期大量服用，可引起水腫、血壓升高、血鉀降低、脘腹脹滿、食納呆滯等。

中藥藥方裏君臣佐使之意義

	意義
君藥	• 針對主病或主證起主要治療作用 • 藥力居方中之首，用量亦較多 • 首要、不可缺少
臣藥	• 輔助君藥加強治療主病或主證 • 針對兼病或兼證起治療作用
佐藥	• 佐助藥：協助君臣藥加強治療作用，或直接治療次要兼證 • 佐制藥：消除或減緩君臣藥的毒性和烈性 • 反佐藥：與君藥性味相反而又能在治療中起相成作用
使藥	• 引經藥：引方中諸藥以達病處 • 調和藥：調和諸藥藥性的作用

常用有甘草的藥方

❶ 麻杏甘石湯

組成：麻黃去節 9 克（3 錢），杏仁去皮尖 9 克（50
　　　枚），炙甘草 6 克（2 錢），石膏碎，綿裹
　　　18 克（6 錢）。

功用：宣肺泄熱，止咳平喘。

主治：外感風寒，肺熱壅盛證。症見身熱不解，喘
　　　逆氣急甚，或鼻翼煽動，口渴，舌苔薄黃，
　　　脈浮滑而數。

❷ 銀翹散

組成：金銀花 30 克（1 兩），連翹 30 克（1 兩），
　　　荊芥穗 12 克（4 錢），淡豆豉 15 克（5 錢），
　　　桔梗 18 克（6 錢），薄荷 18 克（6 錢），牛
　　　蒡子 18 克（6 錢），甘草 15 克（5 錢），竹
　　　葉 12 克（4 錢），鮮蘆根 15 克。

功用：辛涼透表，清熱解毒。

主治：溫病初起之表熱證。發熱，微惡寒，無汗或
　　　有汗不暢，頭痛，咳嗽咽痛，口渴欲飲，舌
　　　邊尖紅，苔薄白或薄黃，脈浮數。

❸ 調胃承氣湯

組成：大黃去皮，清酒洗 12 克（4 錢），甘草炙 6
　　　克（2 錢），芒硝（溶化）10 克。

功用：和胃順氣，泄熱通塞。

主治：傷寒陽明腑證。不惡寒反惡熱，口渴便秘，
　　　腹滿譫語，中焦燥實；及傷寒吐後腹脹滿；
　　　或陽明病，不吐不下而心煩者。

穴位詳解

人體全身有 12 條正經，8 條奇經，經絡上有 365 個穴位。由於經絡聯繫人體的五臟六腑及體表的肌肉、關節、孔竅，所以我們可以通過按壓相關的穴位來進行調理。以下我們把全書「按穴祛病」小節內提過的保健穴位整理成一個表格，羅列各穴位的功能，便於大家自我保健。

按穴時，最好用力度較強的大拇指，按壓穴位 1-3 分鐘，手指頭要與穴位形成一直角，以防勞損手指。

頭部

穴位	主治
魚腰	眉棱骨痛，眼瞼潤動，眼瞼下垂，目赤腫痛，目翳
印堂	鼻衄，鼻淵，頭痛，眩暈，小兒驚風，失眠
攢竹	頭痛，口眼歪斜，目視不明，目赤腫痛，眼瞼瞤動，眉棱骨痛
太陽	頭痛，目疾
晴明	目赤腫痛，流淚，視物不明，目眩、近視，夜盲，色盲
四白	目赤痛癢，目翳，眼瞼瞤動，口眼歪斜，頭痛眩暈
迎香	鼻塞，鼻衄，口喎，面癢，膽道蛔蟲症
人中	昏迷，暈厥
風池	頭項強痛，目赤痛，鼽衄，耳鳴，癲癇

前身

穴位	主治
期門	胸脅脹痛，腹脹，嘔吐，乳癰
中脘	胃痛，嘔吐，吞酸，腹脹，泄瀉，黃疸
氣海	腹痛，泄瀉，便秘，遺尿，疝氣，遺精，月經不調，經閉，虛脫
關元	遺尿，小便頻數，尿閉，泄瀉，腹痛，遺精，陽痿，疝氣，月經不調，帶下，不孕，虛勞羸瘦

背部

穴位	主治
肺俞	咳嗽，氣喘，吐血，骨蒸，潮熱，盜汗，鼻塞
厥陰俞	心痛，胸悶，咳嗽，嘔吐
心俞	心痛，驚悸，咳嗽，吐血，失眠，健忘，盜汗，夢遺，癲癇
膈俞	嘔吐，呃逆，氣喘，咳嗽，吐血，潮熱，盜汗
肝俞	黃疸，脅痛，吐血，目赤，目眩，雀目，癲癇，脊背痛
脾俞	腹脹，黃疸，嘔吐，泄瀉，痢疾，便血，水腫，背痛
胃俞	胸脅痛，胃脘痛，嘔吐，腹脹，腸鳴
腎俞	遺尿，遺精，陽痿，月經不調，白帶，水腫，耳鳴，耳聾，腰痛

手部

穴位	主治
曲池	咽喉腫痛，齒痛，瘰癧，目赤痛，癮疹，熱病，上肢不遂，手臂腫痛，腹痛吐瀉，高血壓，癲狂
尺澤	外感咳嗽，氣喘，咳血，潮熱，胸部脹滿，咽喉腫痛，小兒驚風，吐瀉，肘臂攣痛
支溝	耳鳴，耳聾，暴喑，瘰癧，脅肋痛，便秘，熱病
內關	心痛，心悸，胸悶，胃痛，嘔吐，癲癇，熱病，上肢痹痛，偏癱，失眠，眩暈，偏頭痛

穴位	主治
太淵	咳嗽，氣喘，咳血，胸痛，咽喉腫痛，腕臂痛，無脈症
大陵	心痛，心悸，胃痛，嘔吐，癲狂，瘡瘍，胸脅痛
神門	心痛，心煩，驚悸，怔忡，健忘，失眠，癲癇，胸肋痛
勞宮	心痛，嘔吐，癲癇，口瘡，口臭
十宣	昏迷，癲癇，高熱，咽喉腫痛
合谷	頭痛，目赤腫痛，鼻衄，齒痛，牙關緊閉，口眼歪斜，耳聾，疳腮，咽喉腫痛，熱病無汗，多汗，腹痛，便秘，經閉，滯產

腿、足部

穴位	主治
陰陵泉	腹脹，泄瀉，水腫，黃疸，小便不利或失禁，膝痛
地機	腹痛，泄瀉，小便不利，水腫，月經不調，痛經，遺精
三陰交	腸鳴腹脹，泄瀉，月經不調，帶下，不孕，滯產，遺精，陽痿，遺尿，疝氣，失眠，下肢痿痺
太溪	月經不調，遺精，陽痿，小便頻數，便秘，消渴，咳血，氣喘，咽喉腫痛，齒痛，失眠，腰痛，耳聾，耳鳴
照海	月經不調，帶下，陰挺，小便頻數，癃閉，便秘，咽喉乾痛，癲癇，失眠
公孫	胃痛，嘔吐，腹痛，泄瀉，痢疾
血海	月經不調，崩漏，經閉，癮疹，濕疹
梁丘	膝腫痛，下肢不遂，胃痛，乳癰，血尿
足三里	胃痛，嘔吐，噎膈，腹脹，泄瀉，痢疾，便秘，乳癰，腸癰，下肢痺痛，水腫，虛勞羸瘦
豐隆	頭痛，眩暈，痰多咳嗽，嘔吐，便秘，水腫，癲癇，下肢痿痺
太白	胃痛，腹痛，腸鳴，泄瀉，便秘，痔漏，腳氣，體重節痛

穴位	主治
太沖	頭痛，眩暈，目赤腫痛，口渴，脅痛，遺尿，疝氣，崩漏，月經不調，癲癇，嘔逆，小兒驚風，下肢痿痺
俠溪	頭痛，目眩，耳鳴，耳聾，目赤腫痛，脅肋痛痛，熱病，乳癰
行間	頭痛，目眩，目赤腫痛，青盲，口渴，脅痛，疝氣，小便不利，崩漏，癲癇，月經不調，痛經，帶下，中風
昆侖	腳跟痛，腰痛，項強，難產
解溪	頭痛，眩暈，癲狂，腹脹，便秘，下肢痿痺
丘墟	胸脅脹痛，下肢痿痺，瘧疾
至陰	胎胞不下，難產，頭痛，鼻塞，偏癱

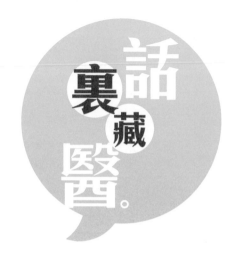

編著
余寶珠

責任編輯
周嘉晴

裝幀設計
鍾啟善

排版
陳章力、鍾啟善

出版者
萬里機構出版有限公司
香港北角英皇道 499 號北角工業大廈 20 樓
電話：2564 7511　　傳真：2565 5539
電郵：info@wanlibk.com
網址：http://www.wanlibk.com
　　　http://www.facebook.com/wanlibk

發行者
香港聯合書刊物流有限公司
香港荃灣德士古道 220-248 號荃灣工業中心 16 樓
電話：2150 2100　　傳真：2407 3062
電郵：info@suplogistics.com.hk
網址：http://www.suplogistics.com.hk

承印者
中華商務彩色印刷有限公司
香港新界大埔汀麗路 36 號

出版日期
二〇二四年五月第一次印刷

規格
特 16 開（150 mm ×220 mm）